Inge Müller-Krug

Mutti, ich hab' noch nicht Tschüß gesagt

Inge Müller-Krug

Mutti, ich hab' noch nicht Tschüß gesagt

SCHEUNEN-VERLAG

Band 31 der Taschenbuchreihe

1. Auflage Juni 2000
2. Auflage Februar 2001
3. Auflage April 2001
4. Auflage Juni 2001

Layout, Scans und Bildbearbeitung: *Andreas Ciesielski*
Lektorat ab der 2. Auflage: *Gudrun Rehmann*
Fotos: *Privatarchiv der Autorin*

Gesamtherstellung: *SCHEUNEN-VERLAG Kückenshagen*

ISBN: 3-934301-20-7

Meine Verzweiflung, Angst und Hoffnung, in den zurückliegenden Monaten Deiner schweren Krankheit durchlebt, habe ich hier aufgeschrieben.

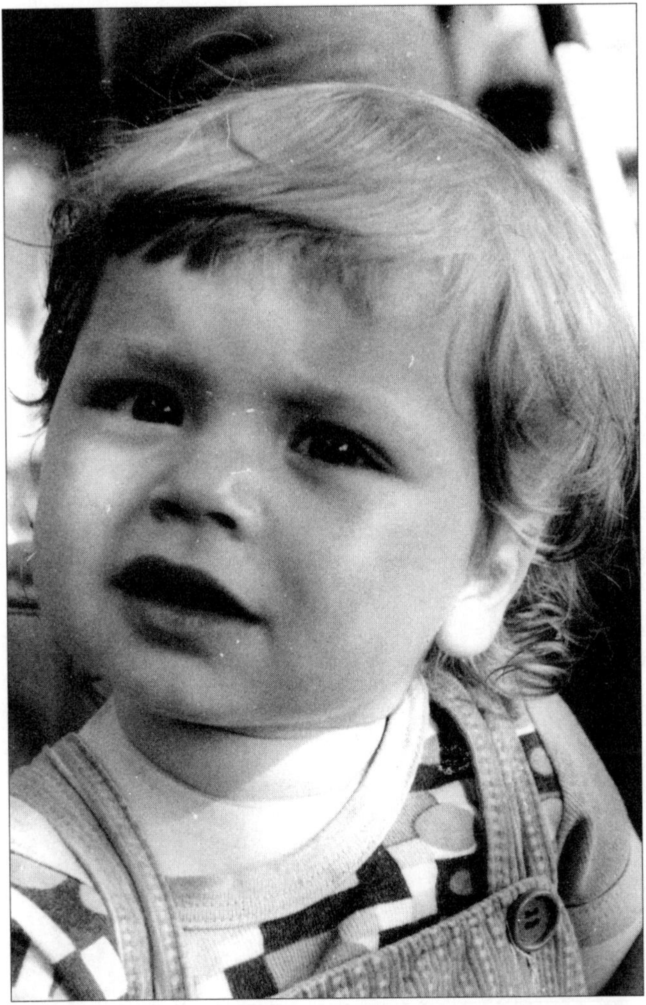

Martin im Sommer 1981 in Boltenhagen/Tarnevitz

Lieber Martin,
ich wollte Dir damals ein Tagebuch schenken, damit Du Dir Deinen Frust von der Seele schreiben könntest, wenn gerade keiner zum Reden da wäre. Manchmal ist es auch nur schwer, den richtigen Gesprächspartner zu finden. Du legtest keinen Wert auf das Tagebuch, und so habe ich es selbst geschrieben.

Ich hatte Karola und Willi, mit denen ich reden konnte. Sie standen mir stets bei und sind auch heute noch für mich da. Es war und ist für mich sehr wichtig, mit jemandem reden zu können. Immer waren die Freunde jedoch nicht zu sprechen, und so habe ich all meine Gedanken und Ängste diesem Tagebuch anvertraut.

Deine Art, mit dieser Krankheit umzugehen, ist bewundernswert. Deine Stärke, Dein Mut und Deine Zuversicht haben Dich jede Hürde nehmen lassen.

Es ist der *15. November 1996.*
Du hast einen Termin zum MRT, weil die Probleme in Deinem rechten Knie schlimmer geworden sind. Du kannst nicht mehr stehen, hast keine Kraft in Deinem Bein. Sie hatten Dich vom Arbeitsplatz zum Betriebsarzt geschickt. Der überwies Dich gleich an einen Chirurgen.

Die Röntgenaufnahme des schmerzenden Knies ließ eine Knochenveränderung erkennen, so stand es jedenfalls auf dem Überweisungsschein. Wie ich im nachhinein erfuhr, ist das ein ziemlich sicheres Zeichen für etwas Bösartiges. Der Chirurg hatte Dir zwar eine Überweisung zum MRT besorgt, aber leider erst drei Wochen später.
Es ist schon schlimm, wenn man sieht, wie selbstverständlich einige Ärzte mit dem Leben ihrer Patienten spielen. Deines wurde durch diesen gravierenden Fehler wohl um viele, viele Jahre verkürzt. Sollten die Ärzte mit ihrer Prognose recht haben, werde ich diesen Fehler ganz sicher so nicht hinnehmen.

Wir sitzen beide im Schweriner Krankenhaus und harren der Dinge, die da kommen werden. Wir machen uns keine großen Gedanken. Du hoffst auf zwei oder drei Tage Krankschreibung, da Du es bisher noch nie zu einem Krankenschein gebracht hattest. Die Schwellung oberhalb Deines Knies fühlt sich sehr weich an. Ich vermute eine Zyste, die punktiert werden muß. Endlich rufen sie Dich in das Behandlungszimmer. Ich frage die Schwester, ob ich die Befunde sofort mitnehmen könne. Sie meint, daß dies der Arzt entscheiden werde. Das Warten verkürze ich mit Stricken. Mir fällt auf, daß ungewöhnlich viele Ärzte auf dem Gang hin und herlaufen.

Schließlich bittet man mich auch in das Behandlungszimmer.
'Jetzt kriege ich doch gleich die Befunde', denke ich und wundere mich über die vielen Ärzte. Du liegst hinter einer Glaswand noch in der Röhre und zählst, wie ich hinterher erfahre, irgendwelche kleinen Lämpchen, um Dir die Zeit zu vertreiben.
Ein Arzt erklärt mir, daß sie etwas gefunden hätten, das unbedingt sofort klinisch abgeklärt werden müsse. Er vermute ein Sarkom, einen Tumor, der sich schon sehr ausgebreitet habe. Eine sofortige Behandlung sei unumgänglich.
In meinem Kopf kreist immer nur dieses Wort „Sarkom", „Sarkom". Es kann doch nicht sein, daß sie damit Dich meinen. Dich, unseren „Gesundheitsapostel", der es bisher noch nicht einmal zu einer ganz gewöhnlichen Grippe gebracht hat.
„Keine Süßigkeiten, viel Sport und immer gesunde Ernährung!" ist Dein Motto. Ich kann den Erklärungen einfach nicht mehr folgen. Alles dreht sich in meinem Kopf mit irrsinniger Geschwindigkeit. Irgendwie versagen meine Beine. Als ich wieder zu mir komme, liege ich auf einer Trage in einem anderen Raum. Immer noch kreisen Worte wie „Metastasen", „Gewebeentnahme" und „Chemotherapie" in meinem Gehirn.
Ein Arzt reicht mir ein Glas Wasser und weist mich darauf hin, daß ich das Telefon benutzen

könne. Tränen laufen mir über das Gesicht. Ich habe nicht die Kraft, etwas zu sagen, kann das alles nicht fassen. Ich muß mit jemandem reden, damit ich diesen Krampf in der Seele los werde. Aber wen soll ich anrufen? Papa ist auf See. Die Telefonnummer der Arbeitsstelle meiner Schwester Heidi habe ich nicht im Kopf. Meine Eltern! Ich wähle ihre Nummer und versuche, mir ein paar Sätze zurecht zu legen. Es geht nicht. Als Großmutti sich meldet, stürzen mir die Worte und Sätze unkontrolliert heraus. Ich teile ihnen ohne jede Vorbereitung mit, was ich soeben erfahren habe und daß ich das alles nicht verstehen könne. Während Großmutti mich zu trösten und etwas zu beruhigen versucht, empfinde ich Großvater als herzlos. Ich rege mich über seine Äußerungen auf und finde nicht die Hilfe, die ich durch ihn erhofft habe.

Mit viel Wasser versuche ich, mein vom Weinen geschwollenes Gesicht zu kühlen. Du sollst nicht gleich mitbekommen, was los ist. Ich finde Dich schon im Wartezimmer. Du willst endlich nach Hause. Ich sage Dir, daß das nicht so einfach sei, weil die Ärzte einen Tumor in Deinem Bein vermuten, der sofort untersucht werden müsse, und ich versuche dabei ganz locker und ruhig zu bleiben. Dann schicken sie uns in eine andere Klinik in Schwerin. Dort sehen sie sich die Röntgenaufnahmen an, meinen aber, daß vor Montag nichts passieren werde. Heute ist Freitag und es ist fast 15.00 Uhr. Jetzt finde man hier nur noch Bereitschaftsärzte und die unternähmen in solcher Sache nichts, muß ich mir anhören.

Also fahren wir nach Hause. Die Fahrt verläuft in einer sehr bedrückenden Atmosphäre. Du fragst mich nur, ob Dein Bein erhalten werden könne. Als Du Deine Hand unter meine schiebst, wird mir plötzlich klar, welche Angst Du hast und wie verzweifelt Du bist.
Kaum zu Hause angekommen, setze ich mich ans Telefon und rufe die Uni-Klinik in Rostock an. Die Schwester am anderen Ende wimmelt mich ab. Ich solle das Südstadtkrankenhaus anrufen. Na gut!
Dort bekomme ich die gleiche Antwort wie in Schwerin: es läuft nichts vor Montag. Auf meine Frage, wer denn nun Bereitschaft habe, verweisen sie mich wieder an die Uni-Klinik. Ich rufe also wieder in der Uni-Klinik an. Diesmal verlange ich jedoch den diensthabenden Oberarzt zu sprechen und drohe, sofort persönlich dort zu erscheinen, wenn man mich nicht anhöre. Das scheint zu klappen. Ich werde mit Oberarzt B. verbunden. Er versichert mir, daß er sich um alles kümmern und mich am Samstag zurückrufen wolle.

Samstag, 16. November

Oberarzt B. hat wirklich angerufen. Er hat uns für Montag zur Kinderchirurgie, Station 10 bestellt.
Also doch noch zwei Tage quälende Ungewißheit! Wie soll das werden?

Montag, 18. November

Das Wochenende war die Hölle! Ich mußte mich zwingen, nicht zu weinen, wenn jemand dabei war.
Wir haben auch über die Krankheit geredet. Ich sagte Dir, daß es wahrscheinlich ein Tumor sei, daß aber noch nicht feststehe, ob bös- oder gutartig. Dich interessierte zuerst, ob Dein Bein erhalten werden könne. Auch fragtest Du Dich, wie eine mögliche Chemotherapie aussehen würde, ob Deine Haare ausfielen, wie Du es schon im Fernsehen verfolgt hattest. Du hast Dir Sorgen über den weiteren Verlauf der Krankheit gemacht und konntest Dir überhaupt keine Vorstellungen über die Therapie machen. Ich antwortete Dir so gut ich konnte, ohne Dir etwas vorzuenthalten, aber auch ohne Dich gleich in Angst und Schrecken zu versetzen.

Auf der Station wissen sie schon bescheid. Sie geben Dir ein Bett in einem Dreibettzimmer. Die Station macht auf uns einen grauenvollen Ein-

druck und Du willst gar nicht bleiben. Sie versichern Dir, daß es sich nur um zwei Tage handele, bis die nötigen Gewebeproben entnommen und ein Groshong-Katheder gelegt worden sei. Jetzt folgt rasch eine Untersuchung der anderen, so daß Du keine Zeit hast, viel zu grübeln. Nachmittags bittet mich Oberarzt L. zu sich und bestätigt die Diagnose aus Schwerin: In Deinem rechten Oberschenkel hat sich ein „osteogenes Sarkom“ gebildet.
Du hast Knochenkrebs!

Ursprünglich wollte ich warten, bis weitere Ergebnisse vorliegen, bevor mit Dir gesprochen wird. Oberarzt L. scheint jedoch so überzeugt, daß ich ihn sofort um ein Aufklärungsgespräch mit Dir bitte. Du liegst in Deinem Bett, starrst uns mit Deinen schönen großen braunen Augen an und weißt doch genau, was es zu bedeuten hat, wenn so viele weiße Kittel zu Dir kommen. Oberarzt L. macht Dich mit der ganzen bitteren Wahrheit vertraut. Leise kullern Tränen über Dein blaß gewordenes Gesicht. Du willst gegen die Tränen ankämpfen, aber wie soll das möglich sein, wenn einem gerade die Hölle präsentiert wird? Die Fragen, die Dich übers Wochenende schon ständig beschäftigt haben, kommen nun zögernd über Deine Lippen: „Was passiert mit meinem Bein?“, „Wie wird die Chemotherapie verlaufen?“, „Wie lange wird es dauern?“

In Deinen Augen lese ich Dein Entsetzen, eine tiefe Traurigkeit und dann Deine Angst. Die Behandlung wird etwa ein Jahr dauern. Ob Dein Bein erhalten werden kann, weiß keiner, und die Chemotherapie wird von jedem Menschen anders vertragen.

Dienstag, 19. November

Heute sind Papa und ich erst nachmittags gekommen, weil Du bis 14.00 Uhr im Aufwachraum gelegen hast. Du siehst blaß aus und klagst über Schmerzen im Hals, wo Dir der Groshong-Katheter gelegt worden ist: In die Halsschlagader eingeführt und am Brustbein fixiert. Über diesen Katheter werden alle Blutentnahmen, Infusionen und so vorgenommen. Das ist Dir unangenehm, weil Du den Kopf nicht bewegen kannst. Nach jeder Narkose mußt Du brechen, was den Schmerz in Deinem Hals noch verschlimmert. Aber Dein Bein ist geschient worden und verursacht so wenigstens keine Schmerzen. Für Dich ist das alles ein Alptraum! Du kennst bisher kein Krankenhaus von innen und hast keine Erfahrung mit Ärzten. Alle Eindrücke sind neu für Dich und Du hast Angst vor der ungewissen Zukunft. Auch uns bereitet diese Ungewißheit große Sorgen.

Zu Hause müssen wir erst mal die ganzen organisatorischen Sachen angehen. Am schwersten fällt es mir, Deinen Brüdern zu erzählen, wie es um Dich steht. Christopher stellt Fragen, weil er im Fernsehen schon etwas über krebskranke Kinder erfahren hatte. Gerade von ihm hätte ich das nicht erwartet, schließlich ist er erst acht Jahre alt. Du weißt ja, Robert ist sehr ruhig, frißt viel zu viel in sich hinein und so hört er auch diesmal nur zu und verzieht sich dann in sein Zimmer. Ich habe Angst, daß er es nicht richtig verkraften kann. Das Gymnasium ist sowieso schon kein Zuckerschlecken, und nun kommt dieser psychische Druck dazu.
Christopher sitzt auf meinem Schoß und weint.

Jetzt müssen wir noch unseren Verwandten und Bekannten bescheid sagen. Es ist sehr schwer, immer und immer wieder darüber zu reden. Heidi nimmt mir dann die Anrufe ab.
Ich stelle mir dauernd die Frage: 'Warum Du? Ausgerechnet DU? Was habe ich falsch gemacht, das man Dich so hart dafür bestraft? Du bist doch noch so jung und hast keiner Menschenseele etwas angetan!'.
Der Schmerz und die Leere läßt mich nächtelang weinen. Nur im Gebet finde ich etwas Trost. Gott hat Dir nicht nur einen Stolperstein in den Weg gelegt, sondern einen Stolperfelsen. Wir wünschen und hoffen, daß Du diese Hürde überwin-

den wirst. Alles, was wir tun können, um Dir auf diesem schweren Weg zu helfen, werden wir tun!

Meine Arbeit habe ich schon zum 15. 11. aufgegeben, um täglich bei Dir sein zu können. Die ständigen Gedanken an Dich hätten sowieso jede Konzentration auf meine Arbeitsaufgaben unmöglich gemacht.

Mittwoch, 20. 11.

Heute bist Du auf die onkologische Station verlegt worden. Im Vergleich zur Kinderchirurgie erscheint uns diese Station wie ein Paradies. Hier ist alles so farbenfroh und liebevoll eingerichtet, daß Du vielleicht manchmal vergessen kannst, wo Du Dich befindest.

Der Bau dieser Kinderonkologie ist aus Spendengeldern finanziert worden, und ich bin all jenen, die Jahr für Jahr Gelder auf das Spendenkonto einzahlen, unendlich dankbar.

Frau Professor E. kommt gleich mit den Schwestern auf den Flur, um Dich zu begrüßen. Sie stellen sich vor und versuchen, Dir die Angst zu nehmen. Diese liebevolle, freundliche Atmosphäre vermittelt irgendwie einen Hauch von Familie.

Die Schwestern bringen Dich in Dein Zimmer und ich werde auf ein Gespräch zum Stationsarzt gebeten. Jetzt erhalte ich konkrete Auskünfte darüber, was auf Dich zukommt. Ich kann die Fragen stellen, auf die ich in meinen alten medizinischen Fachbüchern keine Antwort fand. Gott sei Dank entwickelt sich die Medizin weiter.

Ich will wissen, warum Dein Bein nicht gleich amputiert wird. Das hört sich für Dich jetzt sicherlich grauenvoll an, heißt aber, daß ich Dich lieber ohne Bein behalten möchte, als Dich ganz zu verlieren. Durch die Gewebeentnahme ist Sauerstoff an den Tumor gelangt. Was das bedeutet, weiß jeder. Die Angst, daß der Tumor in das umliegende Gewebe einbricht, ist für mich kaum zu ertragen. Frau Professor E. erklärt mir jetzt, daß der Tumor erst „chemotherapiert" werden muß, weil er sonst während der Operation stark streuen könnte. Er soll durch die Chemotherapie so abgekapselt werden, daß er als Ganzes entfernt werden kann. Die Chemotherapie soll auch eine Ausbreitung des Tumors durch Metastasen, also Töchtergeschwulste, im ganzen Körper verhindern.

Es kommen die eigenartigsten Gedanken, wenn einem der Tod des eigenen Kindes vor Augen steht.

Auf jeden Fall soll alles versucht werden, Dein Bein zu erhalten. Dazu gibt es unter anderem die Möglichkeit einer Endoprothese, bei der Teile

der Knochen und das Kniegelenk durch künstliche Nachbildungen ersetzt werden. Das Bein bleibt dabei als Ganzes erhalten.
Eine Garantie für das Gelingen dieser vorgeschlagenen Heilungsverfahren will keiner übernehmen, weil das Sarkom in Deinem Körper als sehr aggressiv und bösartig eingestuft wird.
Die Behandlung, die heute noch beginnen soll, wird Deine körperliche Verfassung sehr beeinträchtigen.

Irgendwann fand ich den Mut, nach Deiner Überlebenschance zu fragen, und hörte erleichtert, daß die Prognose recht gut sei, da bisher noch keine Anzeichen von Metastasen gefunden worden waren. Allerdings werden ja ständig Untersuchungen gemacht, deren Ergebnisse wir noch abwarten müssen.
Als Erstes stehen jetzt sechs Chemo-Blöcke auf Deinem Protokoll, danach folgen wieder Untersuchungen.

Es bleibt soviel Angst in mir und die Hilflosigkeit, dieses Danebenstehen, ohne eingreifen zu können, macht mich fertig.
Du stehst mitten im Leben! Du hast gerade Deine Berufsausbildung begonnen und fängst an, Deine eigenen Wege zu gehen.

Inzwischen ist es 14.00 Uhr, und der erste Block der Chemotherapie beginnt. Du bekommst heute Medikamente, die das Erbrechen und die Übelkeit in Grenzen halten sollen.

Donnerstag, 21. 11.

Die Schmerzen, die der Katheder in Deiner Halsschlagader verursacht, haben endlich aufgehört und die Vorteile werden jetzt wirklich spürbar.

Freitag, 22. 11.

Der erste Block der Chemotherapie ist überstanden! Du hast diesen Block besser vertragen als befürchtet. Welch ein Erfolg! Die Angst in Deinen Augen, scheint mir, ist etwas kleiner geworden. Die Hölle, auf die Du dich vorbereitet hast, ist ausgeblieben.
Den Redondrain aus dem Bein haben sie entfernt und nächsten Dienstag soll der Gipsverband abgenommen werden. Das wird wirklich Zeit, denn Du liegst nur im Bett und hast außer dem Personal noch niemanden kennengelernt. Ich halte es für wichtig, daß Du siehst: es gibt leider viel zu viele Kinder, die ein ähnliches Schicksal tragen müssen.

Du hattest Besuch von Deinen Lehrlingskollegen. Hoffentlich haben sie die Ausdauer, Dich über die gesamte Zeit auf dem Laufenden zu halten. Es ist wichtig, daß Du den Kontakt nach draußen nicht verlierst. Auch aus Deinem Ausbildungsbetrieb kam überraschender Besuch. Und eine wirklich frohe Botschaft: Deine Lehrstelle bleibt Dir erhalten!

Den Wohnheimplatz wollen sie Dir auch wieder zur Verfügung stellen, sobald Du gesund bist. Zum ersten Mal nach der schrecklichen Eröffnung der Diagnose glaube ich so etwas wie ein zuversichtliches Leuchten in Deinen Augen zu sehen.

Samstag, 23. 11.

Du bist heute nicht so gut drauf.
Ich habe Dich vormittags angerufen und gefragt, ob die Großeltern da seien. So viel Besuch ist für Dich sehr anstrengend, deshalb wollte ich erst am Nachmittag kommen. Großmutti ist aber schon wieder weg gewesen und Großvater ist gar nicht gekomen. Du hast mit den Nebenwirkungen der Chemotherapie zu kämpfen, weil Du den zweiten Block nicht so gut wegstecken kannst wie den ersten. Ich merkte am Telefon sofort, daß Du zum ersten Mal dort bist, wo Du nicht hingehörst. Du fühlst Dich schlecht, hättest keine Lust, es durchzustehen und Dein Leben gefalle Dir auch nicht mehr. Zehn Minuten spä-

ter sitze ich mit Karola im Auto. Eine knappe Stunde später sind wir bei Dir. Alles geht Hals über Kopf. Ich wollte ja erst um 14.00 Uhr kommen. So sind wir kurz vor 12.00 Uhr auf der Station. Die Schwester sagt uns, daß sie Dir etwas gegen die Übelkeit gespritzt hätte und daß Du jetzt schläfst. Wie gehen erst mal zum Bahnhof und holen uns was zu essen. Dann warten wir, bis Du wach wirst. Ich habe Dir eine Brezel mitgebracht. Du ißt sie stückchenweise und mußt sie zum Glück nicht wieder ausspucken. Ich hoffe, daß es Dir nach dem Haarewaschen besser gehen würde, aber die Anstrengung steht Dir ins Gesicht geschrieben.

Sonntag, 24. 11.

Heute bin ich zum ersten Mal nicht zu Dir in die Klinik gefahren. Eigentlich wollte ich mich in den Hausputz stürzen, aber mir fehlt dann doch die Motivation. Es fällt mir sehr schwer, nicht bei Dir zu sein. Papa und Eiko besuchen Dich und wollen Skat mit Dir spielen. Jetzt freue ich mich auf morgen, wenn ich wieder zu Dir kommen kann. Heute laß Dich von Papa und Eiko nicht beim Skaten ausnehmen!

Drei Stunden später:
Oh Liebling, ich kann es einfach nicht ertragen, daß ich nicht bei Dir sein kann! Du fehlst mir so,

auch wenn ich weiß, daß Du beim Skaten Deine Freude hast. Die Angst, Dich zu verlieren, quält mich sehr. Allen gegenüber bin ich stark und rede von Dir, als wenn ich es verarbeitet hätte. Aber weit gefehlt! Ich habe so unendlich große Angst um Dich! Wie soll ich weiterleben, wenn Du nicht mehr bist? Dieses Gefühl der Machtlosigkeit, diese Ungewißheit machen mich krank! Aber mein Heulen und Zetern helfen Dir auch nicht weiter. Wenn ich doch nur wüßte, wie ich Dir helfen kann! Ich würde absolut alles für Dich geben, wenn Du nur wieder gesund werden könntest! Ich liebe Dich so sehr! Mehr als es Worte ausdrücken können!

Dienstag, 26. 11.

Heute mußt Du wieder viele Untersuchungen über Dich ergehen lassen. Wir sehen uns gemeinsam auf dem Bildschirm die Röntgenaufnahme Deines Skeletts an. Durch das radioaktive Kontrastmittel zeichnen sich die Knochen deutlich ab. Wir freuen uns, daß wir nur an Deinem Knie etwas Ungewöhnliches feststellen können. Es war das erste Mal, daß wir dem Tumor, unserem erbittertsten Feind, so „Auge in Auge" gegenüberstanden.

Freitag 29.11.

Dein 17. Geburtstag!
Die Schwestern Deiner Station haben Dir heimlich einen kleinen Geburtstagstisch fertig gemacht und stellen ihn in Dein Zimmer. Er ist sehr liebevoll gedeckt. Das schönste Geburtstagsgeschenk kommt jedoch während der Visite: Frau Doktor H. teilt Dir mit, daß ich Dich mit nach Hause nehmen darf! Nur für eine Nacht- aber was für ein schönes Gefühl! Zum ersten Mal nach Hause! Wie hast Du Dich nach unserem Dorf, Deinen Freunden, Bekannten und Verwandten gesehnt! Ein Strahlen läuft über Dein Gesicht. So schnell bist Du schon lange nicht mehr aus dem Bett und in Deine Sachen gekommen!
Frau Professor E. hat heute auch nur positive Nachrichten. Die Freude hat kein Ende! Bisher sind offensichtlich keine weiteren Stellen in deinem Körper befallen. Die Aussicht, Dich mitnehmen zu dürfen, ist schon das größte Glück, aber es wird noch um ein Vielfaches gesteigert durch die Hoffnung, daß wirklich keine Metastasen festgestellt werden können.

Ich habe Dir zu Hause auch einen Geburtstagstisch vorbereitet. Papa ist leider auf Arbeit, aber Deine Brüder erwarten Dich. Ich konnte keine Torte backen, habe nur eine gekauft, aber wenigstens die Kerzen habe ich selber draufgesetzt.

Dein Rollstuhl ist gestern gekommen. Du darfst nicht laufen, um den Tumor nicht zu reizen.
Draußen herrscht Glatteis und der erste Schnee fällt dieses Jahr. Du sagst, daß es schön ist, daß wenigstens der Schnee zu Dir hält und pünktlich zu deinem Geburtstag kommt.
Früher, als Du noch ganz klein warst, hast Du mich immer gefragt: „Mutti, wann habe ich Geburtstag?“ und ich antwortete: „Wenn der erste Schnee fällt.“ In den 17 Jahren hat es fast immer geklappt!

Zu Hause rufe ich Heidi und Karola an. Sie kommen beide mit Familie. Nachmittags treffen noch einige Freunde von Dir ein. Ihr spielt „Malefitz“ und Du lachst viel. Du hältst bis 21.00 Uhr durch. Es tut Dir so gut, mal wieder zu Hause zu sein!

Dienstag 3. 12.

Du durftest weitere drei Nächte zu Hause schlafen. So ist aus der einen Nacht ein kleiner Urlaub geworden. Heute mußt Du aber wieder Dein Bett auf der onkologischen Station beziehen. Deine Blutwerte sind nicht so gut, aber sie wollen trotzdem mit der Chemotherapie weiter machen.
Ich finde das sehr merkwürdig und frage Frau Professor E., warum dies angeordnet worden sei.

Ich werde ins Arztzimmer gebeten, wo ich die furchtbaren Tatsachen erfahre.
Die Befunde vom November waren doch nicht so gut. Um uns den ersten Urlaub nicht vollends zu verderben, hatte Frau Professor E. uns verschwiegen, daß sich drei kleine Metastasen in der rechten Lungenhälfte gebildet hatten. Ich kann nicht glauben, was ich da höre. Ich will es einfach nicht glauben! Was soll ich Dir nun sagen? Soll ich Dich wirklich mit der Tatsache vertraut machen, daß sich die Aussicht auf eine Heilung, ja auf ein Überleben fast vollständig verflüchtigt hat? Wieder einmal kann ich der Tränen nicht Herr werden. So verheult darf ich mich auf keinen Fall bei Dir sehen lassen. Du würdest mich gleich fragen, was los wäre. Ich kann Dir etwas verschweigen, aber anlügen kann ich Dich nicht, wenn Du mich fragst. Silvana, eine Erzieherin der Station, geht in Dein Zimmer und vertreibt Dir und Tilo die Zeit. Auf diese Weise merkst du gar nicht, wie lange ich weg gewesen bin und daß ich etwas außer mir scheine. Ganz nebenbei fragst Du mich, was denn los gewesen sei, und ich antworte Dir, daß ich Deine Einweisungspapiere wieder unterschreiben mußte. Das ist ja auch die Wahrheit.
Inzwischen ist es Mittag und ich verabschiede mich. Während ich nach Hause fahre, muß ich hemmungslos heulen. Vor lauter Tränen sehe ich nichts und muß mehrmals anhalten. Ich weiß

nicht mehr, wie ich endlich nach Hause gekommen bin.

Weihnachten 1996

Es ist Weihnachten. Du sitzt mit Papa und Eiko in der Küche. Ihr spielt Skat. So glücklich warst Du schon lange nicht mehr. Es ist so schön, Euch zuzusehen, Dich lachen zu hören und Euren Witzen zu lauschen. Dabei sind in den letzten Wochen so viele schlechte Untersuchungsbefunde eingegangen. Ich hoffe, Du verstehst es irgendwann, warum wir Dir nur stückweise etwas erzählen. Die Kraft, die Du brauchst, wird unermeßlich groß sein!

Du hast auch auf das MTX (eine Art der Chemotherapie) allergisch reagiert. Du hattest hohes Fieber und Schüttelfrost bekommen. Du fühltest Dich miserabel. Die Therapie mußte unterbrochen, von den notwendigen 20 mg konnten Dir nur 14 mg verabreicht werden. Im Hinblick auf die Metastasen in Deiner Lunge ist das sehr schlimm. Frau Professor E. hat in der Zentrale für die Erforschung des osteogenen Sarkoms in Hamburg angefragt, ob es ein Mittel gebe, das eine Reaktion bei der nächsten Gabe ausschließt. Negativ! Jetzt können wir nur hoffen und beten, daß die nächste Gabe besser von Deinem Körper vertragen wird. Laut Therapieplan ist das MTX das wichtigste Medikament. Von insgesamt 18

Blöcken sind allein 12 Blöcke MTX-Gaben vorgesehen. Zwischen dem letzten und dem nächsten MTX-Block wurde jetzt eine sechswöchige Pause eingelegt. In dieser Zeit laufen vier andere Chemoblöcke. Danach sollst Du auf die Intensivstation gelegt werden, damit Du besser unter Kontrolle bist. Es soll auch versucht werden, durch einen permanenten Schlafzustand die Nebenwirkungen zu mindern.

Letzte Woche haben sie wieder Deine Lunge geröntgt und ein Szintigramm vom Bein angefertigt. Du warst wegen der Lungenaufnahme beunruhigt. Ich zerstreute aber Deine Bedenken und erklärte Dir, daß jede Untersuchung nur gut sei, um sicher zu gehen, daß sich Dein Tumor nicht weiter ausbreitet. Ich kann Dir einfach nicht sagen, daß in Deiner Lungen Metastasen gefunden worden sind. Du sollst Kraft und Optimismus haben, damit Du das alles überstehen kannst. Und das schaffst du nur, wenn Du fest an Dich glaubst. So wie ich es tue. Mit wem soll ich denn reden, streiten, tanzen gehen und meine kleinen Geheimnisse austauschen? Du bist mein Leben, mein Erstgeborener! Warst damals, als wir alleine waren, mein einziger Ansprechpartner. Keiner kennt mich so gut wie Du! Wir ergänzen uns perfekt.

Als das Weihnachtsfest vor der Tür stand, wurde die Hoffnung auf ein nächstes gemeinsames Weihnachten immer geringer. Warum soll ich Dich mit dieser grauenvollen Wahrheit konfrontieren? Lebe mit der Hoffnung auf Heilung! Die eigene Kraft und Dein eiserner Wille werden vielleicht Berge versetzen können.
Ich bete, daß die Metastasen nach der letzten Chemotherapie verschwunden sind.
Das Warten auf die Ergebnisse und die Angst vor neuen vernichtenden Offenbarungen, wenn ich ins Arztzimmer gerufen werde, sind zermürbend.
Bei einem der letzten Gespräche wurde Christine, ebenfalls eine Erzieherin, hinzugezogen. Mir war sofort klar, daß mir wieder eine schreckliche Eröffnung bevorstehe. Aber die Nachricht übertraf alle meine schlimmsten Erwartungen!
Die Chemotherapie hat überhaupt nicht gewirkt. Du hast drei Blöcke hinter Dir und der Tumor ist um das Dreifache gewachsen. Frau Professor E. offenbarte mir, daß es jetzt einfach unmöglich sei, Dein Bein zu erhalten. Deine größte Sorge, Dein größter Alptraum ist Wahrheit geworden!
Irgendwie erzählten sie mir noch etwas von einer Umkehrplastik nach Borggreve und daß die Operation auf Anfang Januar gelegt werden soll, aber ich war einfach nicht mehr in der Lage, weiter zuzuhören.
Der letzte Block (IP) dauerte sechs Tage. Dein

Körper hat so aggressiv mit Erbrechen und Bauchschmerzen reagiert, daß dieser Block ganz einfach geholfen haben muß. Diese Qualen können unmöglich umsonst gewesen sein! Vielleicht ist dies das Mittel, das Deinen Tumor endlich zum Stillstand bringt. Gleich Anfang Januar werden wieder die Untersuchungen durchgeführt. Hat dieses IP den Tumor zum Stillstand gebracht, bekommst Du es noch mal - wenn nicht, wird sofort operiert.
Dieser Tag, an dem wir Dir sagen müssen, daß Du Dein Bein verlierst, wird der schlimmste in Deinem Leben sein. Ich wollte nicht, daß Du das vor Weihnachten erfährst.
Wenn ich jetzt Dein Lachen aus der Küche höre, weiß ich, daß ich richtig entschieden habe!

Am 19.12. sollte eine Weihnachtsfeier auf Deiner Station stattfinden. Die Vorstellung, daß Du das Weihnachtsfest nicht zu Hause verbringen dürftest, brachte mich wieder auf Hochtouren.
Kurz entschlossen sammelte ich in unserer Gemeinde Behren-Lübchin Spenden. Ich befürchtete zunächst, daß ich so was nicht könnte, aber der Gedanke an Dich ließ mich immer weiterlaufen. Es tat sehr weh, von Dir zu reden. Aber jeder wollte wissen, wie es Dir geht. Ich hätte nie mit soviel liebevoller Unterstützung gerechnet! 1327,00 DM hatte ich letztendlich zusammen, und damit konnten wir eine wirklich schöne

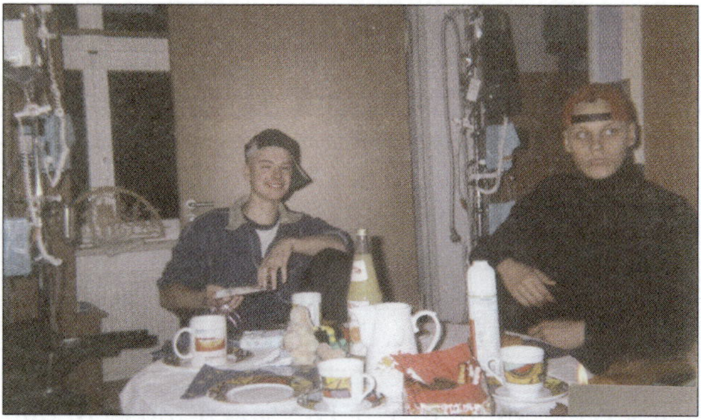

Die Weihnachtsfeier am 19. Dezember 1997 auf Deiner Station

Weihnachtsfeier auf der Station veranstalten. Silvana und ich haben für jedes Kind ein Geschenk, Uhren für jedes Krankenzimmer, Gemeinschaftsspiele und vieles mehr gekauft. Es war ganz wunderschön!

Daß Du jetzt doch Weihnachten zu Hause erleben kannst, liegt an Deinen schlechten Befunden. Die Ärzte sind der Meinung, daß es wahrscheinlich Dein letztes Weihnachten ist. Dieser Gedanke ist kaum zu ertragen. Ich verwerfe ihn auch sofort wieder, denn ich will Dich nicht verlieren, und ich will auch nicht darüber nachdenken. Wo sollte ich die Kraft hernehmen, immer wieder Bücher und Zeitschriften mit den neusten Forschungsergebnissen aufzuspüren, die für ein „Weiter!" sorgen, wenn ich an diese Prophezeiung der Ärzte glauben würde.

Deine Haare habe ich nach dem dritten Block abrasiert. Du bist leider einer derjenigen, bei denen der Haarausfall Kopfschmerzen verursacht. Das gibt es sehr selten, aber auch davon sollst Du nicht verschont bleiben. Du hast mir Deine Haare auf dem Kopfkissen gezeigt und konntest sie büschelweise aus Deiner Kopfhaut ziehen. Leider verlierst Du jetzt auch Deine schönen schwarzen Augenbrauen und diese wahnsinnig langen, sanft gebogenen Wimpern. Auf der Station warst Du mit Deiner Haarpracht schon richtig aufgefallen.
Also brachte ich eines Tages alles mit, was ein Friseur so braucht. Ich habe eine Windel auf den Fußboden gelegt und Du hast den Kopf über die Bettkante hängen lassen. Zunächst schnitt ich Dir nur einen „Igel", aber Du meintest, daß es jetzt noch viel mehr weh tue. Der Rasierer brachte die Erleichterung. Schwester Katrin kam ins Zimmer und sagte Dir, wie gut Du aussähest. Das stimmte tatsächlich. Du hast eine wunderschöne Kopfform, ganz enganliegende Ohren und bietest auch ohne Haare nicht unbedingt einen schlechten Anblick. Du batest um einen Spiegel und Schwester Katrin besorgte Dir einen. Du nahmst ihn in die Hand und hast ihn ganz langsam von hinten nach vorne geholt. Als Dein ganzer Kopf im Spiegel zu sehen war, schossen Dir die Tränen in die Augen. Weil aber so viele Leute um Dich herum standen, sagtest Du nur:

„Na, Mutti, jetzt weißt Du ja, was Du mir zu Weihnachten schenken kannst: Staubtuch und Möbelpolitur!"
Damit hattest Du die Lacher auf Deiner Seite und die Tränen waren bezwungen.
Tilo, ein Leukämiepatient, der mit Dir das Zimmer teilte, war eine Woche vor Dir auf die Station gekommen. Er hatte seine erste Chemotherapie schon hinter sich, besaß aber trotzdem noch alle Haare. Auch mußte er nicht unter den Schmerzen beim Haarausfall leiden. Du empfandest das als ungerecht. Tilo wollte Dich trösten und erzählte, daß es bei ihm auch schon langsam los ginge mit dem Haarausfall und er immer öfter Haare auf seinem Kopfkissen finde.
Als ich am nächsten Tag in's Zimmer kam, sah Tilo genauso kahl aus wie Du. Ich hatte Dir den Rasierapparat überlassen, damit Du die nachwachsenden Haare immer kurz halten kannst. Du hast Tilo überzeugt, daß Du ein guter Friseur seiest und er Dir vertrauen könne. Kurzentschlossen wurde die Windel auf dem Fußboden ausgebreitet, der Rasierapparat angestellt und los ging's! Es hat Euch beiden viel Spaß gemacht. Ich war schon ganz schön überrascht, aber als Tilos Eltern kamen, war die Überraschung noch viel größer!

Alle Eltern dieser kleinen Patienten haben sich untereinander sehr gut verstanden. Wir hatten das gleiche harte Schicksal zu tragen, wir mußten die gleichen Ängste ausstehen und wir teilten die Hoffnung auf eine Genesung. Wenn Ihr geschlafen habt oder unter Euch sein wolltet, haben wir uns auf der Terrasse getroffen. So waren wir immer über alle Vorgänge auf der Station informiert, kannten alle Patienten und kümmerten uns abwechselnd um die Kinder, deren Eltern nicht dasein konnten.

Kurz vor Weihnachten traf ein Neuzugang ein. Da seine Mutti ebenso wie ich dem Rauchen verfallen ist, kamen wir sehr schnell ins Gespräch. So erfuhr ich, daß sich ihr Sohn Christian mit einem Rezidiv, einem nach einer abgeschlossenen Chemotherapie neu aufgetretenen Tumor, zum wiederholten Male einer Behandlung unterziehen mußte. Er war gerade im August entlassen worden und nun begann alles von vorn. Es ging ihm sehr schlecht.

Wie entsetzlich muß es für diese Mutti sein, zu wissen, daß es keine Chance auf eine Heilung mehr gibt!

Unser Weihnachtsfest verläuft so harmonisch, ruhig und liebevoll, wie wir es noch nie zuvor erlebt haben. Wir sind sehr glücklich, daß wir alle fünf zusammen sein können und Papa und ich konzentrieren uns nur auf das Heute. Jeden

Tag bekommen wir Besuch oder werden von Freunden eingeladen. Du genießt es, unter Deinen und unseren Freunden zu sein.
Diesen Weihnachtsurlaub haben Dir allerdings Deine schlechten Befunde ermöglicht.
Wir hatten schon die Hoffnung auf ein gemeinsames Fest mit Dir aufgegeben, als Papa überraschend am 23. 12. die Erlaubnis erhielt, Dich mitnehmen zu dürfen. Gott sei Dank fragst Du nicht nach den Gründen für den plötzlichen Urlaub. Du genießt es einfach, zu Hause zu sein.

Silvester

Die letzten Tage verliefen wunderschön.
Heute bist Du so gut drauf, daß es einfach eine Freude ist, Dir zuzusehen. Wir gehen aus, albern viel herum und ich kann Dich nach einigem Drängen auch zum Tanzen überreden. Du benutzt die eine Gehhilfe, ich die andere und wir können uns vor Lachen kaum halten. Deine Hemmungen sind überwunden. Du bist ein leidenschaftlicher Tänzer und kostest nach langer Entbehrung dieses Gefühl voll aus. Ich weiß, daß das vielleicht Dein letztes Silvester ist und daß Du Dein Bein auf jeden Fall verlieren wirst. Also lasse ich Dich auf der Tanzfläche ohne Gehhilfe herumtoben - ohne einzuschreiten. Sogar Robert hat sich überwunden und reiht sich in Euren Kreis ein. Ich sehe ihn zum ersten Mal tanzen. Es ist ganz herrlich, Euch zuzuschauen.

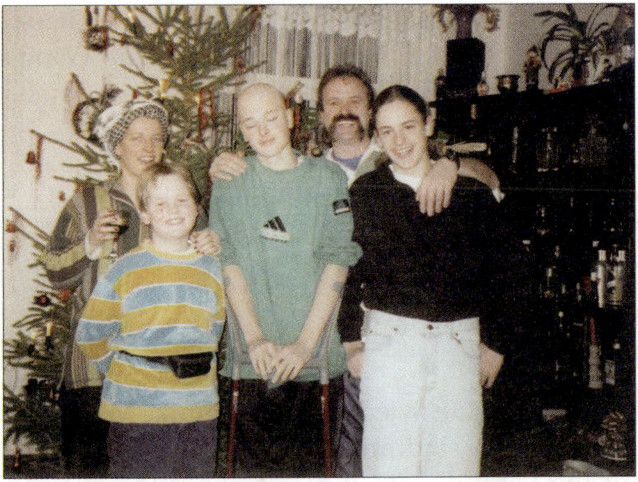

Das letzte Familienfoto Sylvester 1996/97.

Als das neue Jahr eingeläutet wird, liegen wir uns alle in den Armen und wünschen uns nur das Eine: Deine Genesung! Wir sagen, daß wir uns lieb haben. Ich kann meine Tränen nicht mehr zurückhalten. Die Freunde und Bekannten wünschen uns Kraft und Geduld. Ich kann einfach nicht aufhören zu weinen. Papa holt mich nach draußen. Eigentlich hasse ich diese sinnlose Knallerei, aber Papa meint, daß wir mit dem Feuerwerk vielleicht Deine Krankheit verjagen könnten. Das ist natürlich ein Argument, dem ich nichts entgegenzusetzen habe. Also lasse ich mich überreden und schaue mir das Spektakel an. Während Ihr vier Männer hingebungsvoll

damit beschäftigt seid, Raketen und Böller abzufeuern, drücke ich mich ängstlich an die Wand und passe auf, daß ich nicht von so einem Knaller erwischt werde.
Papa und ich kehren nach dem Feuerwerk bald nach Hause zurück. Bei mir ging nichts mehr!
Ihr kommt mit dem letzten Auto gegen fünf Uhr morgens.

Montag, 6. Januar

Heute mußt Du wieder in die Klinik. MRT, CT und Röntgen sind angesagt. Das bange Warten auf die Befunde läßt die Zeit nur langsam verstreichen. Dann kommt die Nachricht, daß eine Aufnahme von Deinem Fuß nichts geworden sei und wiederholt werden müsse. Ich begleite Dich diesmal in den Untersuchungsraum. Als Dein Fuß auf dem Bildschirm erscheint, sehen wir wieder schwarze Schatten, die eine beängstigende Ähnlichkeit mit dem Tumor im Oberschenkel aufweisen. Wir werden beide unruhig. Die Schwester erklärt uns, daß sie nach der ersten Aufnahme auch so etwas vermutet hätten, daß es nun aber eher wie eine Überlastung erscheine. Du beruhigst Dich etwas, im Gegensatz zu mir, denn ich weiß ja, daß die Schwester uns nicht alles sagen darf.
Wieder auf der Station, rede ich natürlich sofort mit Frau Professor E. über dieses Ereignis. Sie

kann mich jedoch nach einem kurzen Anruf in der Radiologie beruhigen: es ist wirklich nur eine Überbeanspruchung des Fußes. Silvester fiel mir wieder ein...

Dienstag, 7. Januar.

Heute erwarten wir das Ergebnis des Lungen-MRT.

Ich kann die Angst kaum in Grenzen halten. Wie Falschgeld laufe ich auf der Station herum. Schließlich erwarte ich heute eine Auskunft darüber, ob Du eine Überlebenschance hast oder nicht.

Am Nachmittag halte ich es nicht mehr aus und frage Frau Dr. H., ob sie schon etwas in Erfahrung gebracht hat. Sie sagt mir, daß Oberarzt B. bei der Auswertung der Untersuchungen keinen Grund zur Beunruhigung feststellen konnte. Diese Nachricht läßt mich zwar etwas aufatmen, beseitigt aber noch nicht vollkommen dieses flaue Gefühl in der Magengegend. Er ist schließlich Chirurg und kein Krebsspezialist. Eineinhalb Stunden muß ich noch warten, dann kommt endlich die erlösende Nachricht: die Metastasen sind sichtbar zurückgegangen und der Tumor hat endlich auf das IP reagiert. Er ist nicht größer geworden. Jetzt hast Du doch noch eine gute Chance zu überleben!

Ich bin überglücklich! Die ganze Welt hätte ich in diesem Moment umarmen können!
Sofort laufe ich in Dein Zimmer, umarme und küsse Dich. Die Tränen laufen mir über das Gesicht. Freudentränen sind es diesmal!
Du bist ziemlich verwundert, weil Du ja die guten Nachrichten noch nicht weißt. Jetzt habe ich die Selbstbeherrschung soweit wiedergefunden, daß ich mit Dir reden kann und teile Dir das soeben Gehörte mit. Du reagierst aber ganz anders, als ich es erwartet habe, sagst: „Mutti, dann kann ja jetzt auch die Endoprothese eingesetzt werden und ich kann mein Bein doch behalten."
Ich bin für einen Augenblick etwas schockiert. Ich weiß im gleichen Moment, daß jetzt unabwendbar der Zeitpunkt gekommen ist, an dem ich Dir die bittere Wahrheit nicht länger vorenthalten kann.
Ich erzähle Dir von den guten Befunden und dem Entschluß der Ärzte, die Behandlung mit dem IP zu wiederholen. Ich versuche krampfhaft den Moment der Offenbarung so weit wie möglich hinauszuzögern, hole ganz weit aus. Du wirst schon ungeduldig und fragst: „Mutti, was ist es, was Du mir nicht sagen kannst?"

Ich bin eine schlechte Schauspielerin und Du kennst mich einfach zu gut!
Also sage ich Dir jetzt, daß die Endoprothese nur aus zwei Gründen in Erwägung gezogen

worden war: entweder, wenn der Tumor gleich von Anfang an auf die Chemotherapie reagiert hätte, oder wenn Dir nicht genug Zeit geblieben wäre, mit einer anderen Prothese laufen zu lernen. Ich sehe, wie Du Dich gegen das Verstehen wehrst. Du willst es einfach nicht wahr haben. Du fragst mich noch einmal. Jetzt rede ich von den Überlebenschancen, die Du gehabt hättest, wenn keine Reaktion auf die Chemotherapie erfolgt wäre, davon, daß in diesem Fall die Endoprothese das sichere Todesurteil für Dich gewesen wäre. Aus ethischen Gründen hätten sie Dich nicht mehr stundenlang im Operationssaal gequält. Du brichst förmlich zusammen.

Zum ersten Mal in dieser langen Zeit sehe ich Dich weinen. Ich halte Dich in meinen Armen. Mit tränenerstickter Stimme flüsterst Du immer wieder, daß Du Deinem Leben ein Ende setzen willst. Ohne das Bein willst Du nicht mehr leben. Wofür hättest Du denn die ganzen Qualen ausgestanden? Für ein Leben als Krüppel?
Ich versuche, Dich zu beruhigen, erkläre Dir, daß unter den gegebenen Umständen nicht genug Gewebe für eine Endoprothese erhalten werden kann. Der Tumor ist zu groß.
Es ist Dir egal. Ich drücke Dich fest an mich. Laß es ruhig heraus, all Deinen Frust, die Ängste, die Wut. Deine Verzweiflung wächst und ich bekomme langsam Angst, Du könntest Dir wirk-

lich etwas antun. Auf meine Bitte hin kommt Frau Professor E. zu Hilfe. Ihre Worte und ihre Ausstrahlung vermögen dann doch, Dich etwas zu beruhigen. Als sie gegangen ist, sagst Du: „Mutti, ich liebe mein Bein mehr als mein Leben!“

Ich entschließe mich, heute Abend bei Dir zu bleiben. Robert rufe ich an und sage ihm, daß er nicht auf mich warten soll.
Als Dich endlich die Müdigkeit übermannt hat, bitte ich Schwester Daniela, Dich im Auge zu behalten, und fahre nach Hause.

Mittwoch, 8. Januar

Heute interessierst Du Dich plötzlich für diese Umkehrplastik. Ich habe Bilder von einem jungen Mann gesehen, der bereits mit einer derartigen Prothese lebt. Das war für mich sehr aufschlußreich, aber Dir möchte ich diese Bilder jetzt noch nicht zeigen. Also erkläre ich Dir, daß dabei das vom Tumor befallene Teil des Beines zwischen den Gelenken operativ entfernt wird, in Deinem Fall also der Oberschenkel. Den gesunden Unterschenkel nähen sie um 180° gedreht praktisch an der Hüfte wieder an. Du verstehst das nicht richtig und kannst es Dir nicht vorstellen. Ich versuche, Dir das Ganze zu demonstrieren und halte, auf Deinem Bett sitzend,

meinen Unterschenkel an Deine Hüfte. Dabei soll das Sprunggelenk das Kniegelenk ersetzen. Du weißt immer noch nichts damit anzufangen. Der normale Menschenverstand kann das wohl nicht so einfach begreifen. Ich habe eine Idee und erzähle Dir von dem jungen Mann, der schon mit einer solchen Prothese lebt. Du solltest diesen Menschen persönlich kennenlernen!
Leider habe ich zunächst mit einigen Schwierigkeiten zu kämpfen. Die Schweigepflicht und der Datenschutz verhindern, daß ich sofort Namen und Anschrift des Patienten erfahre.
Ich lasse nicht locker und erfahre so, daß der junge Mann auf den Fotos vor einiger Zeit auch Patient auf dieser Station war, daß er genau wie Du an einem Osteosarkom litt und einer der ersten Patienten ist, bei denen diese Umkehrplastik zum Einsatz kam. Den Familiennamen kann ich schließlich auch noch rauskriegen. Das ist dann aber leider auch schon alles. Zu Hause nehme ich mir sofort das Telefonbuch vor. Der Name L. ist ziemlich häufig vertreten. Mir bleibt nichts anderes übrig, als Nummer für Nummer zu wählen und meine Fragen zu stellen. Ich weiß nicht, beim wievielten Anruf sich endlich eine Frauenstimme meldet und mir bestätigt, daß es sich bei ihrem Sohn um den Gesuchten handelt. Ich schildere ihr Deine Situation und Frau L. ist sofort bereit, uns zu helfen. Sie verspricht, umgehend ihren Sohn, der sich in Bremen aufhält,

anzurufen und einen Besuchstermin zu vereinbaren.

Donnerstag, 9. Januar

Ich bin schon eine Weile bei Dir, als es überraschend an der Tür klopft und eine Frau, die uns beiden nicht bekannt ist, eintritt. Sie stellt sich als Frau L. vor und äußert den Wunsch, Dich kennenzulernen. Sie zeigt uns Bilder von ihrem Sohn, leider keines, auf dem die Umkehrplastik zu sehen ist. Die Behandlung ihres Sohnes sei schon vor zweieinhalb Jahren abgeschlossen worden, erzählt sie uns. T. mache zur Zeit in Bremen seine Berufsausbildung, habe dort eine eigene Wohnung gemietet und sei gerade auch endlich mal verliebt.
Wie wohltuend legen sich diese Worte auf meine Seele. Da existiert ein Mensch, der all diese Qualen durchgestanden hat, genesen ist und ganz offensichtlich normal und glücklich lebt. Welch phantastische Vorstellung für mich!
Zum Abschied kündigt Frau L. den Besuch ihres Sohnes für morgen an.

Freitag, 10. Januar

Heute geht es Dir nicht besonders gut. Die Chemotherapie hat Dich voll in ihrem Würgegriff. Als ich gerade Dein Zimmer verlasse, um eine

Nierenschale mit Erbrochenem wegzubringen, betritt ein junger Mann die Station, dem ich keine Beachtung schenke, denn nichts Auffälliges ist an ihm zu erkennen. Ich höre jedoch, daß er im Schwesternzimmer nach Martin Krug fragt und sich nach Deinem Zimmer erkundigt. Sofort kehre ich um, gehe zu ihm und frage ihn: „Sind Sie T. L.?" Er nickt. Da fällt mir plötzlich auf, daß ich noch immer die volle Nierenschale in der Hand halte. Ich bitte ihn, einen Augenblick zu warten. So sehr ich mich auch bemühe, ich kann einfach keinen Gehfehler bei T. erkennen. Der Junge humpelt nicht mal! T. bemerkt meine Verblüffung.
„Hartes Training! Immer und immer wieder!" sagt er nur.
Wir kommen in Dein Zimmer und ich stelle Euch vor. Wir beschließen gleich, uns zu duzen. Dann fängt er zu erzählen an. Hier auf der Station habe sich vieles verändert. Als er vor zweieinhalb Jahren hier Patient war, sah es noch nicht so gut aus. Der Umbau habe erst nach seiner Zeit begonnen. Ich bemerke, daß es Dir schwer fällt, ihm zu folgen. Krämpfe, ständiges Unwohlsein und Erbrechen machen Dir zu schaffen. T. kennt das und es fällt ihm nicht schwer, Dich zu verstehen. Er fragt Dich, ob Du noch was Spezielles wissen möchtest. Du antwortest: „Ja. Laß Deine Hose fallen und gib mir Deine Telefonnummer, damit ich Dich anrufen kann, wenn es mir wie-

der besser geht." T. hat nichts dagegen, daß ich bleibe. Als er Hose samt Prothese beiseite gelegt hat, hängt der Fuß unmittelbar über der Bettkante. Du siehst es Dir kurz an und sagst: „Sieht ja ein bißchen interessant aus."
„Ja", antwortet T., „so könnte man es auch nennen."
Als T. gegangen ist, merke ich, daß es in Deinem Kopf mächtig arbeitet, es geht Dir im Moment aber zu schlecht, um jetzt darüber reden zu können.

Donnerstag 16. Januar

Du hast heute einen Termin in der Lübecker Uni-Klinik. Wir haben uns ein Taxi genommen. Draußen ist es ganz schön neblig.

Du hast schlimme Tage hinter Dir. Die Chemotherapie ist sehr aggressiv gewesen. Du mußtest viel brechen und hattest ständig Magenkrämpfe. Morgens um 4.00 Uhr hast Du ein Medikament gegen die Übelkeit bekommen und konntest so wenigstens noch zwei Stunden schlafen. Nach drei Tagen nicht enden wollender Qual hast Du es überstanden. Wir kamen auch noch mal auf die Begegnung mit T. zurück. Du warst erstaunt darüber, wie gut man mit „so etwas" laufen könne. Du sagtest aber auch, daß Du Dir lieber die Galle aus dem Leib kotzen würdest, als Dein Bein zu verlieren.

Nein, Du hast die Hoffnung noch nicht aufgegeben!
Nach sechs Tagen durftest Du wieder nach Hause.
Zwei Wochen hatten wir jetzt Zeit, Dich auf die Operation vorzubereiten. Dein Zustand ist erbarmungswürdig. Deine Leukozytenwerte sind wie Deine Psyche tief in den Keller gerutscht. Du mußt Gewicht zulegen. Jeden Tag fährt Papa mit Dir in die Klinik, um Deine Blutwerte kontrollieren zu lassen.

Trotz des starken Nebels erreichen wir pünktlich unser Ziel, sind aber im ersten Moment total schockiert. Die Klinik gleicht einer Baustelle. Überall hängen Zettel, auf denen man um Verständnis wegen der Umbauarbeiten bittet. Völlig entgeistert willst Du nur für die Dauer der Operation hier bleiben und anschließend sofort wieder „nach Hause". Neuerdings nennst Du die onkologische Station „Dein Zuhause". Ich finde es gut, daß Du Dich dort scheinbar sehr wohl fühlst.

Hier in Lübeck läuft offensichtlich alles schief. Obwohl ich mich angemeldet hatte, ist keiner darüber informiert, daß ich ebenfalls hier übernachten möchte. Das für 9.30 Uhr vorgesehene CT fällt aus, weil es schon in Rostock gemacht worden sei. Wir sind wegen der vielen Vorun-

tersuchungen heute morgen bereits um vier Uhr losgefahren. Jetzt wird uns mitgeteilt, daß die ersten Untersuchungen nicht vor siebzehn Uhr stattfinden sollen. Dabei war alles telefonisch abgesprochen gewesen. Ich werde schließlich für eine Nacht im Krankengymnastikraum einquartiert. Mir ist das aber egal. Hauptsache, ich bin für Dich erreichbar!
Wir sitzen auf den Fluren herum und versuchen, die Zeit totzuschlagen. Ich merke die ganze Zeit, daß Du Dich mit etwas beschäftigst. Dann sagst Du plötzlich ganz ruhig: „Mutti, ich weiß, mein Bein muß ab und ich werde es machen lassen!". Ich kann einfach nicht glauben, was ich da höre. Im Taxi warst Du noch strikt gegen die Umkehrplastik. Als ich Dich nach dem Grund Deines plötzlichen Sinneswandels frage, antwortest Du, daß es die Atmosphäre auf dieser Station sei, der Anblick der vielen Menschen mit Stützen und Gehhilfen, die Dir die Einsicht gebracht haben, daß es für Dich sowieso kein Zurück mehr gebe.
Mit Papa habe ich viel und lange über Deine Operation gesprochen. Ich kann einfach nicht begreifen, warum Dir das alles passieren muß, warum es keine andere Möglichkeit gibt. Einmal fragte ich ihn, ob er mich denn auch noch mit einem Bein lieben könne. Er sah mich ganz verdutzt an. „Was soll denn diese Frage?"
„Na, wenn die Medizin vielleicht schon so weit wäre, daß man eins meiner Beine anstelle des

amputierten Beines annähen könnte, brauchte Martin keine Prothese. Heutzutage wird alles mögliche implantiert und transplantiert. Warum sollte das nicht auch bei den Extremitäten möglich sein? Da ich die Mutter bin, dürfte es zumindest kaum Probleme im Hinblick auf die Gewebeverträglichkeit geben. Den Versuch wäre es jedenfalls wert!"

Papa brauchte nicht lange zu überlegen. Er würde mich ohne Bein genauso lieben wie mit, denn es sei nicht das Bein, was er an mir liebe.

Ich habe Dir nichts von diesem Gespräch erzählt, weil ich mich erst erkundigen wollte, ob es wirklich so was gibt. Leider war das Ergebnis meiner Nachforschung bisher negativ. Die Medizin entwickelt sich unermüdlich weiter, aber ausgerechnet auf dem Gebiet, das sich mit Deiner Krankheit beschäftigt, scheint die Zeit stehengeblieben zu sein.

Der Operationstermin wird auf den 27. Januar 97 festgelegt.

Samstag, 25. Januar

Heute müssen wir wieder nach Lübeck. Hier hat sich in der Zwischenzeit nichts geändert. Obwohl ich bei unserem letzten Aufenthalt darauf hingewiesen hatte, daß ich bei Dir bliebe, und man mir versicherte, daß dies auf dem Krankenblatt vermerkt würde, hat man keine Übernachtungsmöglichkeit vorbereitet. Naja, was soll's. Ich kenne mich ja schon im Krankengymnastikraum aus. Nach der Operation, so wird uns aber versichert, soll für uns ein gemeinsames Zimmer bereitstehen.

Dir wird Blut abgenommen. Gegen vier Uhr kommt Christin, die Tochter einer ehemaligen Kollegin, mit ihrem Vater. Sie hatte diesen Besuch gestern schon telefonisch angekündigt. Sie laden uns ein, das Wochenende bei ihnen zu verbringen, und wir stimmen sofort zu. Jede Nacht, die Du nicht im Krankenhaus verbringen mußt, ist für Dich eine gute Nacht!

Der Abend verläuft sehr gemütlich. Ich unterhalte mich mit Werner viel über Dich und Deine bevorstehende schwere Operation. Irgendwann stelle ich wieder einmal fest, daß ich sehr ruhig und fast unbeteiligt über die ganze Sache sprechen kann, als ginge es gar nicht um Dich. Ich denke, ich habe es noch immer nicht völlig verinnerlicht, daß du so schwer krank bist. Ich weiß nicht, wie ich es Dir erklären soll, aber Du warst immer so gesund, daß es jetzt für mich kaum vorstellbar ist, Dich mit einer so grauenvollen Krankheit in Verbindung zu bringen.

Montag, 27.Januar

Ich sitze im Krankengymnastikraum. Du schläfst noch. Gestern wurden Dir von verschiedenen Ärzten die Beine angemalt, um deren Länge messen zu können. Sie sagten, daß genug Material da sei, um die Originallänge wieder hinzukriegen. Sie sagten aber auch, daß es nicht auf den Zentimeter genau geht. Darauf hatte uns T. schon vorbereitet. Sein rechtes Knie (Sprunggelenk) war beim Sitzen auch etwas vordergründig. Du hast soviel Ruhe ausgestrahlt. Das einzige, was Dich wirklich beunruhigt hat, war der Periduralkatheter, der Dauerkatheter und der Einlauf. Den Periduralkatheter konnten wir ablehnen, weil Du ja schon den Groshongkatheter hast. Dauerkatheter und Einlauf konnten wir aber nicht verhindern. Sie haben Dir aber gleich versprochen, daß der Dauerkatheder unter Narkose gelegt wird. Der erste Einlauf Deines Lebens nahte in Gestalt von Schwester Kerstin. Es gibt nur eine Toilette auf dem Flur. Ich thronte mich davor, um Dir das Klo freizuhalten. Das war ein Bild für die Götter! Du trautest Dich nicht einen Schritt von der Toilettentür weg. Ich mußte so lachen, aber Du konntest Dich nicht anschließen, weil Du fürchtetest, daß es sonst wohl in die Hose ginge.

Heute wollen auch Heidi und Karola kommen. Darauf freue ich mich schon sehr, weil ich hoffe,

daß sich dann die endlose Wartezeit vor dem Operationssaal leichter ertragen läßt.
So, Liebling, jetzt ist es 6.45 Uhr und ich will sehen, ob Du schon wach bist. Nachher soll Dein Bein noch einmal geröntgt werden - und dann geht es los.

Jetzt ist es 17.05 Uhr. Vor zwanzig Minuten haben sie Dich auf die Intensivstation gebracht. Ich durfte Dich kurz sehen. Du bist noch intubiert (Narkoseschlauch zur künstlichen Beatmung) und sie wollen Dich auch noch bis 20.00 Uhr schlafen lassen.
Deine Körpertemperatur ist sehr weit gesenkt worden und Deine Lunge soll sich jetzt erst wieder an ihre Selbständigkeit gewöhnen.

Heute Vormittag gab es wieder die nun schon gewohnten organisatorischen Schlappen auf dieser Station. Sie brachten Dir Deine Prämedizierung an's Bett und sagten, Du solltest sie zu 8.00 Uhr einnehmen. Ich fragte dann, ob es nicht besser sei, wenn Du die Medikamente erst nach dem Röntgen einnehmen würdest. Vom Röntgen wußten die Schwestern aber nichts. Also holten sie nachträglich die entsprechenden Informationen ein und dann ging es 8.00 Uhr doch erst zum Röntgen. Dort sind sie wirklich ganz nett und wir waren 8.20 Uhr schon wieder auf der Station. Auf meine Frage, ob Du jetzt die Medikamente nehmen sollst, erhalte ich zur Antwort, daß nun doch erst auf den entsprechenden Anruf aus dem Operationssaal gewartet werden soll. Inzwischen sind Heidi und Karola eingetroffen.

Du warst wirklich gut drauf, hattest kein bißchen Angst und ließest uns nichts von Deiner Nervosität spüren. Eigentlich hattest Du uns drei Frauen aufgebaut mit Deinen Späßen. Woher nimmst Du bloß diese Kraft? Ich frage erneut nach der Medikamenteneinnahme und jetzt erhalten wir grünes Licht. Du hast die Pillen noch nicht richtig runtergeschluckt, da wirst Du auch schon abgeholt. Ich werde den Verdacht nicht los, daß Du wahrscheinlich gar keine Tabletten bekommen hättest, wenn ich nicht nachgefragt hätte. Die beruhigende Wirkung jedenfalls konnte in dieser kurzen Zeit auf keinen Fall eintreten. Aber wozu auch? Du bist ja sowieso die Ruhe in Person!

Ich kann Dich bis an den Operationssaal begleiten, dann schieben sie Dich durch eine Tür und der Kontakt zu Dir ist abgerissen. Das ist Schlimm! Sofort kriecht die Angst aufs neue in mir hoch. Ich kann die Tränen nicht mehr zurückhalten und fühle mich wieder einmal so unendlich hilflos. Zum ersten Mal denke ich: „Was passiert jetzt?" Ich möchte mit in den Operationssaal gehen, glaube, daß ich Dir so besser beistehen, Dich besser schützen kann. Heidi rät mir jedoch ab. Sie meint, es sei doch etwas anderes, beim eigenen Kind dabei zu sein. Die Angst, Dich nicht lebend wieder zu bekommen, wächst in mir unaufhörlich. Nur wenige Meter trennen uns, aber die Wand zwischen uns ist unüberwindbar. Heidi, Karola und ich bleiben noch eine Stunde auf der Station. Ein Arzt schlägt uns vor, etwas zu unternehmen, weil die Operation doch sehr lange dauern werde und das Warten uns nur nervlich fertig mache. Er gibt uns den Tip, daß der Winterschlußverkauf gerade begonnen hat.

Wir fügen uns widerwillig seinen Argumenten, spazieren erst ein wenig auf dem Uni-Gelände herum und fahren schließlich mit einem Taxi in die Stadt. Alle paar Minuten sehen wir auf die Uhr und wissen nicht so recht etwas mit uns anzufangen. Trotzdem haben wir Ablenkung, und die Zeit vergeht doch schneller als auf der Station. Heidi hat für Dich ein Armband gekauft, das Du Dir schon lange gewünscht hattest. Sie will es Dir aber selber geben und hat es deswegen mit nach Hause genommen. Halb drei sind die beiden dann nach Hause gefahren. Ich warte wieder vor dem Operationssaal, rauche eine Zigarette nach der anderen und überfalle jeden, der aus dem Raum kommt, mit meinen Fragen. Schließlich erhalte ich die Auskunft, daß der Gefäßchirurg bereits angefangen habe und daß es jetzt noch etwa zwei Stunden dauern werde. Also weiter Kaffee trinken, rauchen und Zeit totschlagen.

16.15 Uhr ist es endlich soweit. Professor G., Oberarzt l. und Oberarzt B. kommen aus dem Operationssaal. Sie beruhigen mich: die Operation ist gut gelaufen, das Bein gut durchblutet und Dein Allgemeinzustand sei ebenfalls gut. Du hast es überstanden! Sechs Blutkonserven hast Du bekommen und es werden wohl noch mehr folgen.
Ich muß wieder weinen und erhalte die Erlaubnis, in den Operationssaal gehen zu können. Du liegst noch auf einer Trage, schläfst tief und spürst nichts von den Schmerzen. Wie gerne würde ich Dich jetzt streicheln, komme aber wegen der vielen Leute, die um Dein Bett herumstehen, und wegen des Tubus nicht an Dich heran. Jetzt teilt mir jemand mit, daß Du erst einmal auf die Intensivstation kämst wegen der starken Unterkühlung. Es sei aber eine reine Vorsichtsmaßnahme. Auf die Intensivstation darf ich nicht mit. Es soll dort zu eng sein. Ich werde aber trotzdem versuchen, so gegen acht Uhr zu Dir zu kommen. Ich habe Dir versprochen, bei Dir zu sein, wenn Du aufwachst. Du weißt ja, wenn ich etwas verspreche, halte ich mich unter allen Umständen daran.

Deine Mutter kann äußerst lästig werden, wenn sie sich etwas in den Kopf gesetzt hat - und das erst recht in dieser Situation!

Während der ganzen Zeit Deiner Operation sind die Ärzte und Schwestern der Station 50 sehr nett zu mir und versuchen mich zu trösten. Das gibt mir Hoffnung.
Gegen 19.45 Uhr bitte ich um die Erlaubnis, zu Dir zu dürfen. Das Personal auf der Intensivstation ist zunächst nicht sehr begeistert davon und reagiert abweisend. Schließlich lassen sie sich aber doch erweichen und ich erhalte die Erlaubnis. Schnell ziehe ich mich um, und eine Schwester führt mich zu Dir. Du liegst immer noch mit dem Tubus. Deine Hände sind am Bett fixiert. Du bist wach, kannst mich hören, willst den Tubus los werden. Die Schwester meint aber, es sei noch zu früh. Dein Anblick ist grauenvoll. Ich kann ihn kaum ertragen. Ich sehe die Tränen auf Deinem Gesicht, vermute, daß Du Schmerzen hast und Dich sehr hilflos fühlst. Ich bitte die Schwester, Dir wenigstens eine Hand zu lösen, was sie auch tut. Ich kann nicht mit ansehen, wie Du ständig würgst und versuchst, den Tubus los zu werden. Ein Arzt betritt den Raum. Aufgeregt erkläre ich ihm, daß ich selber Krankenschwester bin, daß ich nach zwanzig Jahren Berufspraxis durchaus beurteilen könne, wann ein Patient ansprechbar ist und wann nicht. Er zeig-

te mir gegenüber volles Verständnis und ordnete an, daß der Tubus sofort entfernt werden könne. Du bist erleichtert. Jetzt erhältst Du auch ein Schmerzmittel. Für eine Schmerzpumpe seiest Du allerdings noch zu schwach. Ich habe den Eindruck, daß das Schmerzmittel nicht richtig wirkt, und gehe wieder zu dem netten Arzt. Er ist eigentlich gar nicht für Dich zuständig, bringt mir aber sehr viel Verständnis entgegen. Auch bist Du so etwas wie ein besonderer Fall für diese Station, weil die Umkehrplastik hier sozusagen eine Premiere ist. Der Arzt versprach mir jedenfalls, daß er sich um Dich kümmern würde. Wegen eines Neuzugangs mußte ich jetzt die Station verlassen.

Mit dem für Dich zuständigen Arzt verstehe ich mich nicht sonderlich gut. Zugegeben, auch ich reagiere sehr gereizt und bin bestimmt kein Ausbund an Freundlichkeit, aber kann man das in dieser Situation nicht verstehen? Ich meine, dieser Arzt sollte sich mal die Frage stellen, wie er sich verhalten würde, wenn sein Kind an Deiner Stelle läge. Leider gibt es aber in jedem Krankenhaus, ja, auf jeder Station Angestellte, bei denen die Motivation für ihre Berufswahl doch sehr im Dunkeln bleibt.

Ich will mein Notquartier aufsuchen. Als ich an der Küche vorbeikomme, bieten mir die Nacht-

schwestern einen Kaffee an. Dankbar für die kleine Ablenkung nehme ich ihn. Dann liege ich wach und finde keinen Schlaf.
Wenn sie Dir nun nicht genug Schmerzmittel verabreichen, Dich wieder mit dem Tubus quälen oder Dich auf irgendeine andere Weise vernachlässigen?
Wenn Du die Nacht nicht überstehst?
Ich werde wütend wegen meiner unfreiwilligen Tatenlosigkeit. Ich nehme mir vor, alle zu verklagen, wenn Du mir morgen früh auch nur eine Andeutung über erlittene Schmerzen machst. Dies wird sicher nicht die letzte schwere Operation für Dich sein und Du darfst keine Angst vor der nächsten haben.

Dienstag, 28. Januar

Gegen 3.00 Uhr gebe ich auf. Ich kann keinen Schlaf finden. Ich setze mich wieder zu den netten Nachtschwestern.
Du kommst vormittags auf die Station zurück. Ganz ruhig und blaß liegst Du in Deinem Bett. Wir bekommen endlich ein Zweibettzimmer mit einer Sanitärzelle. Du wirst gleich gebettet und erhältst einen Schmerztropf. Oh Gott, wie bin ich glücklich, als Du mir erzählst, daß Du Dich erst so ab 23.00 Uhr erinnern kannst. Du weißt nicht mal mehr, daß ich bei Dir war. Sie haben Dir regelmäßig Schmerzmittel gegeben und Dir ging es auf der Intensivstation verhältnismäßig gut.

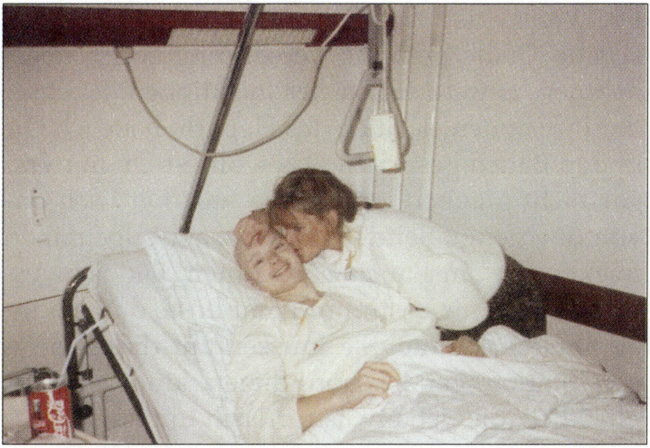

Vier Tage nach Deiner Beinumstellung in der Lübecker Uni im Januar 1997

Jetzt willst Du mir Dein neues Bein zeigen, ich erkläre Dir jedoch, daß ich das schon auf der Intensivstation gesehen hätte. Dann kommt Professor G., erkundigt sich nach Deinem Befinden und hantiert mit dem Bein herum, daß mir ganz schwarz vor den Augen wird. Er versichert uns erneut, daß alles ganz toll gelaufen sei. Als ehemalige Krankenschwester müßte ich eigentlich mehr Standfestigkeit besitzen, aber wenn ich sehe, daß Du Schmerzen hast, kann ich es nicht ertragen. Mein Kreislauf spielt total verrückt und ich verspüre den unwiderstehlichen Drang, sofort aus dem Zimmer laufen zu müssen.

Die Woche ist ziemlich ruhig vergangen. Ich konnte Deine gesamte Versorgung selbst übernehmen, einschließlich der Injektionen, Wechsel der Infusionen, ja, auch das Heparin habe ich Dir in den Bauch gespritzt. Das wolltest Du mir erst gar nicht glauben, aber dann hast Du Dich davon überzeugt. Seitdem läßt Du alle subcutanen Injektionen am Bauch vornehmen. Die Schwestern waren mir bestimmt nicht böse, daß ich ihnen helfen konnte. Sie müssen auf dieser riesigen Station ganz schön flitzen, und ich war glücklich, daß ich etwas für Dich tun konnte.

Montag, 3. Februar.

Du bist endlich wieder in Rostock.
Deine Freude über das Wiedersehen mit Tilo und mit Deiner gewohnten Umgebung ist groß. Du wirst herzlich begrüßt und bekommst gleich eine Dekubitusmatratze, weil Dein Rücken schon nicht mehr so gut aussieht.

Mittwoch, 5. Februar

Heute Abend findet unsere Elternrunde statt. Das ist eine Selbsthilfegruppe, die die onkologische Station in's Leben gerufen hat. Aus diesem Grund komme ich erst nachmittags.
Gestern hat wieder ein Chemotherapieblock begonnen. Erneut hast Du große Probleme mit dem

Magen. Papa hat Dich besucht. Ich mußte erst mal einen Tag schlafen und finde, daß etwas Abstand vielleicht uns beiden auch mal gut tut. Du mußt wieder viel erbrechen. Dein Rücken schmerzt vom ewigen Liegen. Die Hilflosigkeit ist für Deine Psyche auch nicht gerade aufbauend. Ich habe Dir den Rücken massiert und den beginnenden Dekubitus gepflegt. Aber so richtig frisch habe ich Dich nicht bekommen.
Nach der Elternrunde hast Du zum ersten Mal seit der Operation wieder Stuhlgang. Du bist froh, daß ich noch da bin. Zum Glück brauchst Du nicht auch noch Abführmittel. Ich bleibe wieder ziemlich lange bei Dir. Das ständige Erbrechen zieht Deine Speiseröhre in Mitleidenschaft. Ich hole den Bereitschaftsarzt, der Dir noch ein Mittel gegen die Übelkeit und eine Eis-Halskrause verabreicht.

Samstag, 1. März

Ich bin erstaunt, wie schnell die Zeit seit meinem letzten Eintrag vergangen ist. Ich sitze auf der Intensivstation und schaue Dir beim Schlafen zu. Du hast gerade ein Antiallergikum erhalten, das Dich sehr müde macht. Beim letzten MTX hast Du auch einige Zeit geschlafen und nicht reagiert. Hoffentlich ist es heute wieder so. Bis zur richtigen Erschöpfung haben wir uns die Zeit mit Kartenspielen vertrieben. Meine Absicht war es, Dich abzulenken. Du solltest gar nicht erst

daran denken, daß etwas passieren könnte. Ich hatte viel Spaß, weil ich endlich mal gegen Dich gewann. Du konntest kaum noch die Karten halten, so müde warst Du. Ich wollte aber die Chance, Dich endlich einmal beim Kartenspielen schlagen zu können, nicht aufgeben. Ich habe Dir das am nächsten Tag erzählt und Du mußtest lachen. Ich gebe ja zu, das war unfair von mir, aber sonst habe ich keine Möglichkeit, Dich zu besiegen.
Die letzten zwei Tage verbrachten wir wieder in Lübeck. Du hast vorläufig den letzten Gipsverband bekommen und ein Abdruck des Beines für die Prothese wurde ebenfalls angefertigt. Du fühlst Dich relativ gut, weil es jetzt offensichtlich vorwärts geht. Der Zeitpunkt, an dem Du wieder mit beiden Beinen auf der Erde stehst, ist in absehbare Nähe gerückt. Die Operation hast Du offensichtlich gut verkraftet. Die Wunden sind gut verheilt, wenn auch die Narbensetzungen vielleicht etwas diffus aussehen. Das kann man aber später noch ändern. Wenn in zwei Jahren Schrauben und Platte entfernt werden, willst Du die Narben korrigieren lassen. Das ist Dein gutes Recht und ich glaube kaum, daß die Krankenkassen etwas dagegen haben werden.
Wie es aussieht, hast Du die schwerste Zeit hinter Dir. Die Schmerzen sind erträglich und Deine psychische Verfassung ist auch wieder ganz okay.

Das war ja nicht immer so. Vierzehn Tage lang hast Du nach der Operation ununterbrochen ein Schmerzmittel als Infusion bekommen. Als Du Dich mit der Zeit besser bewegen konntest, haben wir angenommen, daß es jetzt auch mit Tabletten gehen würde. Eines nachmittags, als die Infusion durchgelaufen war, fragtest Du, ob man Dich jetzt nicht „abschnallen" könne. Das wurde bejaht.

Ich freute mich, daß Du Dich nun wieder ganz ohne Strippen und Schläuche bewegen und endlich auch den Rollstuhl nutzen konntest.
Abends erhielt ich plötzlich einen Anruf von Großmutti. Sie war sehr aufgeregt und fragte, ob wir negative Befunde von der Lunge bekommen hätten. Ich beruhigte sie und teilte ihr mit, daß die Befunde erst für den nächsten Tag erwartet würden. Daraufhin erzählte sie mir, daß Du Dich in einer offenbar furchtbaren Verfassung befändest und Dich geweigert habest, mit ihr zu reden. Ich war im ersten Moment völlig schockiert. Dann rief ich Dich an. Du hast ganz entsetzlich geweint. Du wolltest nicht als Monster und Krüppel leben. Überhaupt sei Dir alles egal. Du wolltest Dein Leben wegwerfen. Ich habe Dir nur gesagt, daß wir sofort zu Dir kämen. Fünf Minuten später sind Papa und ich im Auto unterwegs zu Dir.

Als wir Dein Zimmer betreten, sitzt Du wie ein Häufchen Unglück auf Deinem Bett. Kein Zureden hilft. Du bist gänzlich ohne Hoffnung, läßt nichts an Dich heran. Ein Bereitschaftsarzt ist an diesem Tag nicht aufzutreiben. Also verabreichen wir Dir erst mal eine Schlaftablette und warten, bis sie ihre Wirkung tut. Wir können uns einfach nicht erklären, wieso Du plötzlich derart depressiv bist.

Am nächsten Tag ist ein Gipswechsel in Lübeck geplant. Du rufst sehr früh an und willst wissen, wann ich endlich komme. Eine Stunde später bin ich bei Dir. Frau Doktor H. gibt Dir gerade eine Spritze und verbindet Dich auch wieder mit dem Perfusor. Kurz darauf bittet mich Frau Professor E. in das Spielzimmer. Ich finde dort alle, die auf der Station etwas zu sagen haben, versammelt. Ich fühle mich wie ein Schulkind, das etwas ausgefressen hat und nun zur Rechenschaft gezogen werden soll. Frau Professor E. eröffnet mir, daß das Schmerzmittel, das Du bekommen hattest, nicht nur zur Schmerzbekämpfung dient, sondern auch eine psychische Stabilisierung bezweckt. Das plötzliche Absetzen des Medikamentes habe bei Dir Entzugserscheinungen hervorgerufen, verbunden mit tiefen Depressionen, die in Selbstmordabsichten mündeten. Frau Doktor H. beschuldigt mich anschließend, daß ich das Medikament absetzen lassen hätte und damit die volle Verantwortung für Deinen jetzigen Zustand trüge. Du weißt genau wie ich, daß das so nicht stimmt. Ich verteidige mich, daß man mich über diese Wirkung nicht vollends aufgeklärt und ich ansonsten auf Dich eingewirkt hätte, daß Du die Infusion weiter behieltest. Man ist schließlich der Meinung, daß ich nicht über jeden Schritt informiert werden müsse. Das sehe ich aber etwas anders. Schließlich bist Du mein Kind und ich will wissen, wieso wann was mit Dir passiert!

Jetzt wird mir noch ein zweiter Vorwurf gemacht. Ich hatte während unseres Aufenthaltes in Lübeck ein paar interessante Tips bezüglich der Gehhilfen und Trainingsgeräte, die jetzt für Dich in Frage kamen, erhalten. In Rostock antwortete man mir auf meine diesbezüglichen Fragen, daß man sich bemühen werde, alles zu organisieren, mir aber nichts versprechen könne, da das Personal doch sehr ausgelastet sei. Ich habe mir nun nichts Böses gedacht und meine Beziehungen auf diesem Gebiet spielen lassen. Diese Beziehungen hießen Tante Irmgard, die sich sofort bereit erklärte, mir zu helfen. Als ich am nächsten Tag auf die Station kam, war schon fast alles da. Ich hatte nicht damit gerechnet, daß das so schnell ging und deshalb noch niemanden vom Personal verständigt. Natürlich gab es einige Unklarheiten, als plötzlich ein unbekannter Firmenvertreter auf der Station auftauchte, um mit Dir über Deinen Laufwagen und die Prothesen zu reden. Ich hatte nicht im entferntesten daran gedacht, daß ich durch diese Aktion Unwillen erregen könnte.

Mein einziger Wunsch ist es doch, zu helfen! Jetzt muß ich mir jedoch schwere Vorwürfe anhören.
An diesem Tag wird die ganze „schmutzige Wäsche gewaschen". Anschließend gehe ich mit zwei Schwestern auf die Terrasse einen Kaffee trinken. Ich bin total am Ende. Meine Nerven sind sowieso nicht mehr belastbar wie früher, und jetzt kommt dieser Vorwurf hinzu, daß ich an Deinem jetzigen Zustand schuld sei. Das ist einfach zu viel!
Frau Doktor H. ruft - auf meinen Wunsch hin - in Lübeck an, um uns ein Zweibettzimmer zu bestellen. Du willst nicht mit Kindern, die Haare haben, in einem Zimmer liegen. Diesmal hat das endlich mal problemlos geklappt, worüber wir uns sehr freuen. Als Du dann während der Fahrt im Krankenwagen sagst, daß es Dir jetzt eigentlich egal sei, in welchem Zimmer Du untergebracht werden würdest, weiß ich, daß das Schmerzmittel seine Wirkung getan hat und Du wieder einigermaßen psychisch stabil bist.

Heute beginnt der dritte Chemotherapieblock nach Deiner Operation. Du schläfst jetzt fast eine

Stunde. Ursprünglich sollte es schon um 10.00 Uhr losgehen, aber das letzte Protokoll war nicht zu finden. Nach anderthalb Stunden Wartezeit wurden wir etwas ungeduldig. Ich ging auf die Station und fragte, was denn los sei. Nach einem kurzen Telefonanruf kam Frau Professor E. und erklärte uns den Grund für die Verzögerung.
Ich bin eigentlich etwas in Zeitdruck gewesen. Während der letzten zwei Tage waren wir beide in Lübeck und Papa auf Arbeit. Christopher hatte ich bei Bekannten untergebracht, ihm aber versprochen, daß ich heute zum Kaffee zu Hause wäre. Christopher und Robert haben sowieso nicht viel von mir, da ärgert mich diese Verzögerung schon. Schließlich bedeutet das einen weiteren Tag, den Deine Brüder ohne mich verbringen müssen. Du sagst mir, lieb, wie Du bist, daß ich ruhig 14.00 Uhr nach Hause fahren solle. Aber das kann ich nicht! Ich hätte keine ruhige Minute, solange Du auf der Intensivstation liegst. Die Vorstellung, nicht bei Dir zu sein, wenn Du mich gerade brauchst, ist für mich unerträglich!
Nein, ich halte durch bis halb fünf, dann ist das MTX überstanden und Du kannst wieder hoch auf die Station 4.

Samstag, 15. März

Heute liegen endlich die schlimmen Tage mit dem IP hinter Dir. Die Qualen waren wieder entsetzlich. Fortwährendes Erbrechen, Bauchkrämpfe und Kopfschmerzen haben Dich sehr mitgenommen. Manchmal kann ich gut verstehen, daß Du das Handtuch werfen willst. Die Versuchung, aus dieser Hölle auszubrechen, ist für mich gerade unter dem jetzt laufenden Chemotherapieblock verständlich.

Den vorhergehenden MTX-Block hast Du gut vertragen und bist glücklich wieder auf die Station zurückgekehrt. Damals konntest Du auch gleich wieder essen, ohne alles zu erbrechen.

Du hast viel mit Tilo umhergealbert. Ich habe schon oft bedauert, daß ich keinen Fotoapparat dabei hatte. Vor allem fällt mir besonders eine Szene immer wieder ein. Du hattest Dich mit Deinem Handtuch und dem Wattering, den ich Dir für Deinen durchgelegten Rücken angefertigt habe, als Scheich ausstaffiert. Tilo legte die CD, die er zum 18. Geburtstag erhalten hatte, in den CD-Player, drehte den Lautsprecher zugegeben etwas über Zimmerlautstärke und Du versuchtest mitzusingen und die Bewegungen eines Scheichs nachzuahmen. Das war ein Bild für die Götter! Plötzlich wurde die Tür geöffnet und der ganze Schwarm der Chefvisite trat ins Zimmer. Wir konnten uns kaum das Lachen verkneifen.

Tilo machte die Musik leiser, Du nahmst zwar das Handtuch von Deinem Kopf, aber den Wattering legtest Du wieder drauf. Professor R., ein überaus sympathischer Mann, der stets zu einem Späßchen aufgelegt ist, klopfte Dir auf die Schulter und sagte: „Der Heiligenschein steht Dir wirklich gut und ist auch passend für Euch, die Ihr hier liegen müßt." Es ist wahr, Du bist ein Engel! Jedesmal, wenn ich Dich schlafend in Deinem Bett beobachten kann, sehe ich Dich ohne schmerzverzerrtes Gesicht, ganz ruhig und friedlich dort liegen. Du atmest dann ganz gleichmäßig, und auf Deinen blassen Zügen zeigen sich keine Regungen. Manchmal habe ich in diesen Momenten Angst, daß Du die Augen nicht wieder aufmachen wirst. und fühle vorsichtig, um Dich nicht aufzuwecken, den Puls. Glücklich über jedes zarte Klopfen warte ich dann, bis Du ausgeschlafen hast.

Gestern früh habe ich Dich angerufen, um Dir zu sagen, daß ich erst nach dem Mittag kommen kann. Christopher hat schulfrei und ich muß warten, bis Robert aus der Schule kommt. Du erzählst mir, daß sich die COSS-Studie in Hamburg zu dem neuen Chemoplan geäußert hat. Frau Dr. H. sagte Dir zur Visite, daß Du in das hohe Risiko kommst. Das hat Dich kräftig zurückgeworfen, weil Du befürchtest, daß Dein Körper darauf sicher noch stärker reagieren wird

als auf das IP. Das willst Du alles nicht und wirkst sehr bedrückt. Als ich Deine Niedergeschlagenheit spüre, mache ich mich doch sofort auf den Weg und nehme Christopher mit. Du kannst mir aber nichts Genaueres sagen, weil Du das Fragen immer mir überlassen hast. Frau Dr. H. klärt mich dann über Deine Metastasen in der Lunge und das schlechte Ansprechen Deines Haupttumors auf die Chemotherapie vor der Operation auf. Aus diesen Gründen seien sie nun zu dem Entschluß gekommen, als letzte Möglichkeit einen CE-Block zu versuchen. Wir beide wissen aber, daß bisher bei Dir nur das IP einen wenn auch kleinen Erfolg erreicht hat. Mein Hinweis, daß Du bei einer CE-Anwendung fünf Chemoblöcke einsparen würdest, läßt Dir diese Therapie doch etwas attraktiver erscheinen. Der Zeitraum ist der selbe, aber Du hast zwischenzeitlich mehr Pause. Du kannst dann öfter zu Hause sein. Diese Vorstellung ist wirklich nicht schlecht. Frau Dr. H. verspricht Dir auch, daß sie Dir während der Infusion ein Schlafmittel verabreichen wird, um so die Nebenwirkungen etwas zu mildern. Beim MTX hat es ja toll funktioniert.
Jetzt habe ich soviel aufgeschrieben und bin doch noch nicht auf den Punkt gekommen, warum ich hier sitze und schreibe.
Prof. G. hatte es in Lübeck einmal kurz angesprochen, aber weder Du noch ich sind bisher

darauf eingegangen. Ich wollte mich vor Deiner Beinumstellung auch nicht damit befassen und habe es bis heute verdrängt. Die Ärzte in Rostock arbeiten seit mehr als acht Wochen daran und wollten es uns erst sagen, wenn alles „in Papier und Tüten" ist.

Gestern waren wir wieder zum Lungen-CT. „Kein Anhalt auf Metastasen" stand da geschrieben. Trotzdem wollen sie an Deine Lunge. Das Gewebe, auf dem die Metastasen saßen, muß entfernt werden. Dort können sich nach Beendigung der Therapie wieder neue Metastasen (Rezidive) bilden. Ohne diese OP gibt es für Dich kaum eine Möglichkeit, lange zu überleben. Ich stehe dieser Operation äußerst skeptisch gegenüber. Wer sagt mir, daß durch das Aufschneiden Deines Brustkorbs die kleinen Mistdinger nicht erst recht zu wachsen beginnen? Wer kann uns dann garantieren, daß Du überhaupt überleben wirst? Wir dachten, die Operation an Deinem Bein wäre das Schlimmste, was Du zu ertragen hast - und nun? Ständig für Dich Entscheidungen treffen zu müssen, ist schlimm. Wie auch immer ich mich entscheiden werde - sollte es nicht gut ausgehen, werde ich mit den Vorwürfen, genau das Falsche getan zu haben, leben müssen. Frau Dr. H. sagt, daß sie die Entscheidung auch nicht treffen möchte, weil es nach den guten CT-Befunden schwer zu verstehen ist. In allen medizinischen Angelegenheiten höre ich eher auf Frau Dr. H.. Sie sagt mir unverblümt, wie die Chancen stehen. Mit den Fakten, so hart sie auch sein mögen, kann ich besser umgehen als mit der tiefen Enttäuschung nach einer geplatzten Lüge.

Frau Professor E. kam von einem Kongreß zurück und teilte mir mit, daß alle Spezialisten, mit denen sie gesprochen habe, zur Operation rieten. Ich sitze wieder zwischen zwei Stühlen und hoffe, daß Du Dich diesmal allein entscheiden wirst. Ich weiß, das sieht vielleicht unfair aus, aber Du bist 17 Jahre alt! Und Du weißt genau, was los ist. Es geht ja um Dein Leben, Deinen Körper und die Schmerzen, die Du leider wieder ganz alleine auszuhalten hast. Was passiert, wenn Du es nicht schaffst? Dann habe ich Dich am Ende förmlich zu Tode quälen lassen. Vielleicht bleibt Dir ohne Operation genauso viel Zeit wie mit ihr, aber diese Zeit wäre ohne die postoperativen Schmerzen und ohne all die anderen Unannehmlichkeiten sicherlich schöner! Nach Ostern, wenn Du Deine Übergangsprothese hast, müssen wir darüber reden. Ich sehe schon Deine traurigen Augen und immer wieder die Frage: 'Mutti, warum ich? Warum immer noch mehr Schlimmes?'

Es wird für uns eine sehr schwere Entscheidung werden, weil uns niemand eine echte Überlebenschance garantieren kann. Oh Liebling, welch gewaltige Entscheidungen verlangt das Leben schon von Dir! Was soll bloß werden? Zeig mir, daß Du stärker bist als dieser verfluchte Krebs! Laß mich bitte nicht allein!

Freitag, 11. April

Den heutigen Tag möchte ich am liebsten wieder streichen. Eine schlechte Nachricht jagt die nächste. Es ist wie verhext!
Heute früh bin ich von Konstanzes Geburtstag aus Ventschow wiedergekommen. Du bist schon wach gewesen und hast mit Robert Computer gespielt. Ihr habt mir gesagt, daß ich Eveline, die Mutti von Christian, anrufen solle, weil sie mich gestern Abend nicht erreichen konnte. Das war ein Schock für mich, denn ich ahnte, was sie mir sagen würde. Ich rief an und erfuhr, daß ihr Chrischi am 9. April, also vorgestern, eingeschlafen ist. Obwohl ich darauf vorbereitet war, traf mich diese Nachricht wie ein Hammer. Ich kann keinen klaren Gedanken fassen. Es ist so grausam, sein Kind an diese verfluchte Krankheit zu verlieren! Wenn eine Mutter mit ansehen muß, wie sich das geliebte Kind zu Tode quält, und sie kann absolut nichts tun, um diese entsetzliche Qual zu beenden, muß sie jeden Glauben an die hochgelobte Humanität verlieren!

Was sind das bloß für Gesetze? Jedem Tier gesteht man den Gnadenschuß zu, damit es nicht leiden muß. Der Mensch aber wird von seinesgleichen dazu verurteilt, zeitlebens ein Objekt der medizinischen Versuche zu sein, hat durchzuhalten bis zum bitteren Ende. Dieses Gesetz kann doch nur von Leuten stammen, die nicht die leiseste Ahnung davon haben, was Hoffnungslosigkeit bedeutet, was es bedeutet, nur noch den einen Wunsch zu haben: würdevoll und ohne langsames Dahinsiechen einzuschlafen. Unsere Gesetzesverfasser sollten sich einfach einmal mit Sterbenden unterhalten. Sie sollten versuchen, sich in die Lage dieser Verzweifelten zu versetzen. Nur die Reichen unserer Gesellschaft können es sich erlauben, in die Schweiz zu gehen, um ihren Frieden zu finden. Welch Gerechtigkeit in unserem angeblich so humanen Staat!

Ach, Eveline, wenn ich Dir doch nur ein wenig helfen könnte! Aber alle Worte dieser Welt reichen nicht aus, den Schmerz zu lindern, den Du jetzt durchleben mußt. Dein Hasi, Dein einziger und ganzer Stolz! Dieser unersetzliche Verlust!

Wir müssen gleich nach dem Gespräch los. Unser Ziel ist heute die Reha-Klinik in Bad Sülze. Auf Deinem Programm stehen Unterwasser- und Ergotherapien, und ich nehme Moorbäder und Reizstrom. Mir laufen unentwegt die Tränen, und meine Gedanken sind nur bei Chrischi und Eveline. Ich bete dafür, daß Chrischi nun endlich schmerzfrei ist und Eveline irgendwann mit dem so schrecklichen Verlust, mit dem Schmerz und der unendlichen Leere umgehen kann. Die Physiotherapeuten denken, daß es Dir wieder schlechter gehe, aber ich verspüre kein Verlangen zu reden. Beim Reizstrom tut es heute besonders weh. Ich drehe den Strom selber etwas herunter, spüre aber dennoch keine Erleichterung. Vermutlich liegt es an meiner schlechten seelischen Verfassung, daß ich heute so schmerzempfindlich bin. Als die Therapeutin kommt, um mich zu erlösen, höre ich nur ein leises „O weh". Auf meine Frage, was denn los sei, antwortet sie, ich hätte eine Brandblase auf dem Rücken und ob ich denn keine Schmerzen gehabt hätte. Nun weiß ich, warum ich so „schmerzempfindlich" war.

Zu Hause angekommen, höre ich gleich das Telefon klingeln. Frau Dr. H. ist am Apparat. Sie erzählt mir, daß sie gerade mit der Klinik in Großharnsdorf gesprochen hätte und der Oberarzt dort auch der Meinung sei, daß Du operiert werden müsstest. Jetzt fühlen wir beide uns ein wenig überrumpelt, da sie mir auch gleich den Termin für die Vorstellung gibt. Außerdem sind am Mittwoch noch einige Untersuchungen zu machen, deren Ergebnisse wir nach Großharnsdorf mitnehmen sollen. Jetzt heißt es, Dich dar-

auf vorzubereiten. Ich hatte eigentlich damit gerechnet, daß diese Operation irgendwann im Mai stattfinden würde. Du hättest dann wenigstens noch den 1. Mai und den Herrentag mit uns feiern können. Schließlich haben wir zur Vereinsfeier eine Stripteasetänzerin nur für Euch Männer organisiert. Außerdem solltest Du die Musik zum Herrentag übernehmen. Du freust Dich schon sehr darauf.
Jetzt kommt alles anders! Der Prof. möchte Dich am 28. April in seiner Klinik sehen und drei oder vier Tage später sollst Du auch schon operiert werden. Das heißt, wir werden dieses Wochenende mit Dir über die bevorstehende Operation sprechen müssen, damit Du Dich über die Untersuchungen am Mittwoch nicht wunderst. Aber wie? Wie sollen wir es Dir sagen? Wie wirst Du reagieren? Wirst Du damit einverstanden sein? Ich weiß es ja schon einige Zeit und bin zu dem Schluß gekommen, daß es wieder ein bißchen mehr Hoffnung auf ein Überleben gibt. Papa und ich haben das Für und Wider dieses Eingriffs bereits seit längerem diskutiert. Die Furcht davor, daß ohne die Operation sofort wieder neue Metastasen auftreten können, läßt in unseren Augen die wahrscheinlich schmerzhaftere Variante als die aussichtsreichere erscheinen. Es wird nicht viel in Prozenten gesprochen, aber Frau Prof. E. meinte, daß Du ohne Operation kaum noch 5% hättest.

Du hast die lange und komplizierte Operation an Deinem Bein so gut überstanden, daß ich einfach davon ausgehe, daß Du diese kommende auch wegstecken wirst. Ich kann nur immer wieder den Hut vor Dir ziehen, wenn mir bewußt wird, mit wieviel Kraft und vor allem mit wieviel Lebenswillen Du an die Sachen heran gehst. Du hast bisher nur selten über Schmerzen geklagt. Hast Dich nie über die Behandlungen und Experimente, die mit Dir angestellt wurden und die sicher nie angenehm waren, beschwert. Ich hoffe sehr, daß dieser Eingriff jetzt endlich der letzte sein wird und diese verfluchten Metastasen endgültig verschwinden...

Frau Dr. H. vermutet außerdem, daß Du wohl noch drei Wochen nach der Operation in der Klinik bleiben mußt und sich der nächste Chemotherapieblock somit auch verschiebt.
Dies alles aufzuschreiben ist zwar mühseliger als ein Gespräch, aber bei weitem nicht so kompliziert. Ich fühle mich etwas erleichtert, vermag auch meine Gedanken zu ordnen, aber die Furcht vor dem Gespräch mit Dir kann es mir nicht nehmen. Ich werde warten, bis Papa zu Hause ist. Mit ihm an meiner Seite werden ich es schaffen, Dir diese Nachricht schonend beizubringen.

Samstag, 12.April

Du kommst zum Frühstück und bist wirklich gut drauf. Wir lachen viel und lassen dumme Sprüche los. Dann winkt Papa mich in die Wohnstube. Er meint: „Ingi, unser Großer ist heute so gut drauf, wir sollten jetzt gleich mit ihm reden". Gesagt, getan. Robert und Christopher schicken wir in ihre Zimmer, Dich bitten wir zu bleiben. Du siehst nicht sehr glücklich aus und fragst auch gleich, was das denn soll. Papa fängt an, dann falle ich ihm ins Wort. Wir reden ziemlich durcheinander. Keiner weiß, wie wir es richtig machen sollen. Aber dann kommen wir doch auf den Punkt. Ich versuche Dir zu erklären, wie wichtig diese Operation für Dich sei. Du bist wie immer sehr stark und kannst Deine Tränen gut zurückhalten.

Es fällt Dir schwer, das alles zu verstehen. Auf dem CT waren doch keine Metastasen mehr sichtbar und trotzdem sollst Du operiert werden. Irgendwie hat Papa dann wieder die Kurve gekriegt und Dich etwas zum Schmunzeln gebracht. Du gehst schließlich in Dein Zimmer und ich bin erleichtert, daß ich es hinter mich gebracht habe. Papa erzählt mir später, daß er noch einmal bei Dir war. Du hast in Deinem Bett gelegen und warst total in Tränen aufgelöst. Er hatte zu tun, Dich zu beruhigen. Alles, was Deine Krankheit betrifft, trägst Du mit Dir alleine aus. Du sprichst kaum darüber und läßt die Wut und die Enttäuschung nur sehr selten raus. Nun war es wieder soweit und es ist gut so. Die Angst frißt Dich auf und läßt vielleicht keinen Lebenswillen und Lebensmut mehr zu, und das darf nicht passieren. Jetzt wirst Du erneut Deine Kraft und Deinen Verstand einsetzen und das Richtige für Dich entscheiden.

Später gehen wir wieder mal zu Hendzliks. Heidi kommt auch dazu und wundert sich, daß Du beim Kaffeetrinken gar keinen richtigen Appetit hast. Du erzählst ihr von der bevorstehenden Lungenoperation. Es tut Dir gut, wenn Du mit ihr darüber reden kannst. Leider kommt so was nur zu selten vor.
Wir unterhalten uns dann noch über Chrischi und den Elternabend. Auch darüber, daß Sabrina einen Tag zuvor eingeschlafen ist. Wie schön wäre es, wenn man an solchen Tagen in die Kirche gehen könnte, um eine Kerze anzuzünden. Einfach nur, um ein Gefühl der Geborgenheit zu empfinden und unseren Kindern, die wir verloren haben, nahe zu sein. Diesen Wunsch habe ich schon sehr oft verspürt. Auch damals, als ich von Deinen Metastasen erfuhr, oder nach Deiner Beinumstellung. Jetzt, vor Deiner Lungenoperation, verspüre ich diesen Wunsch besonders intensiv. Ich denke, ich bin in solchen Situationen in der Kirche besser aufgehoben als zu Hause. Aber um mir diesen Wunsch erfüllen

zu können, müßte ich erst den Pastor bitten, mir die Kirche aufzuschließen. Und dann wartet er womöglich, daß er wieder zuschließen kann. Dann bin ich einfach nicht mehr eins mit mir und meinem Gebet. Vielleicht habe ich irgendwann doch die Kraft, den Pastor darum zu bitten. Im Moment bin ich jedoch einfach damit überfordert.

Mittwoch, 16. April

Heute mußtest Du nach dem ambulanten Besuch stationär aufgenommen werden. Deine Blutwerte sind nicht sehr gut. Du bist ganz schön gallig deswegen. Ich habe Heidi gebeten, daß sie bei Dir vorbei schauen möchte. Am Abend hat Eddy Dich besucht und danach hast Du wieder mit einem Puzzle angefangen. Das ist im Moment Deine Lieblingsbeschäftigung. Mit einer geradezu beneidenswerten Ausdauer sitzt Du über 1000 und 1500 winzigen Puzzleteilchen und formst sie Stück für Stück zu einem Bild. Du strahlst dabei eine Ruhe aus, die mich einfach fasziniert.

Montag, 28.April

Der Tag ist gekommen. Wir fahren nach Großharnsdorf. Von der Klinik sind wir zunächst regelrecht begeistert! Wir haben eine eigene Naßzelle im Zimmer und einen wunderschönen Balkon.

Mittwoch, 30.April

Du wirst heute „bronchioskopiert". Sie wollen in die Lunge sehen, ob die Operation durchgeführt werden kann, und eventuelle Verschleimungen absaugen. Diese Untersuchung sollte unter Lokalanästhesie, also örtlicher Betäubung, erfolgen, aber das habe ich nicht zugelassen. Ich finde, Du wurdest bisher schon genug gequält, und ich werde alles, was nicht unbedingt sein muß, verweigern. Alles geht gut. Du hast nur wieder mit den Narkosenachwirkungen zu kämpfen. Am Nachmittag meinst Du, daß Du beim nächsten Mal doch die Lokalanästhesie vorziehen würdest, weil dann das ewige Spucken ausbliebe. Doktor H. teilt mir mit, daß er nichts Auffälliges gesehen hat. Leider werden wir danach auf Wochenendurlaub geschickt. Dein Blutbild ist immer noch nicht in Ordnung.

Freitag, 2. Mai

Papa ist mit Euch zum Angeln gefahren. Er meint, daß es gut wäre, Dich etwas von mir fern zu halten, da ja noch eine lange Zeit vor uns liege, die wir auf engstem Raum verbringen müssten. Es hat sich gelohnt! Die Freude über den reichen Fang steht Dir ins Gesicht geschrieben.

Samstag, 3. Mai

Heute haben wir einen Ausflug nach Polen gemacht. Leider habe ich den Reisepaß von Christopher vergessen und so können wir nur einzeln über die Grenze. Dadurch verläuft der Tag auch nicht ganz so schön, wie wir ihn uns vorgestellt hatten. Um 18.00 Uhr ist Grillparty bei Voits angesagt. Ich bin noch auf dem Fußballfeld beim Training, als Du schon an uns vorbeiläufst. Du hast seit dem 26. April eine Prothese mit einer Fußnachbildung. An der ersten Prothese fehlte diese. Ich war der Meinung, daß es aussah wie ein Pferdefuß, und entrüstete mich heftig darüber. Die Orthopäden meinten jedoch, daß Du mit der Prothese ohne Fuß das Abrollen besser lernen würdest. Du warst über diesen fehlenden Fuß genauso unglücklich wie ich. Vor Scham trautest Du Dich damit nicht nach draußen. Wenn die Jungs vor unserem Haus Fußball spielten, hast Du Dich immer hinter der Garage versteckt, damit Dich keiner sehen konnte. Das tat mir jedesmal weh, wenn ich es mitbekam. Aber dann haben sie Dich doch entdeckt und schließlich überzeugt, daß Du auch auf den Fußballplatz kommst, weil es ja keinen interessierte, ob Du einen Fuß hast oder nicht. Sie wollten Dich und nicht Deine Prothese. Das ist das Schöne auf dem Dorf. Es gibt hier noch soviel Menschlichkeit! Von dem Tag an bist Du auch wieder öfter unter Leute gegangen.

Es hat nicht mehr als vier Stunden gedauert und ich hatte ein so glückliches Kind wie seit Ewigkeiten nicht mehr. Der Fuß war bei der Krankenkasse noch gar nicht beantragt worden, aber ich wollte nicht, daß Du mit dem Holzfuß nach Großharnsdorf fährst. Es war schon schlimm genug, daß sie Dich solange ohne den Fuß laufen ließen und Du Dich dadurch doch mehr zu Hause aufgehalten hättest. Ich habe mich auch bereit erklärt, den Fuß privat zu bezahlen, als man mich in der orthopädischen Werkstatt fragte, wer die Kosten übernehmen würde, wenn die Krankenkasse nicht zahlte. Deine Augen leuchteten, als Du vor dem großen Spiegel standest und Dir zwei Schuhe entgegen strahlten. Dieser Augenblick ist nicht zu beschreiben! Ich muß wieder daran denken, als Du jetzt am Fußballplatz vorbeiläufst.

Jedenfalls sind wir nach und nach alle bei Voits zum Grillen eingetroffen. Nach einiger Zeit haben wir beide eine handfeste Auseinandersetzung. Du willst heute Abend noch irgendwohin, kannst mir aber weder Namen noch Telefonnummer des Gastgebers sagen. Ich rege mich darüber auf. Du wehrst Dich gegen die vermeintliche Bevormundung. Ich reagiere wiederum übernervös. Wir haben lange nicht mehr so intensiv miteinander gestritten. Du wirfst mir an den Kopf, daß es Dein beschissenes Leben ist und Dein Körper Dich nicht will und Du könnest deshalb auch tun, was Du für richtig hältst. Schließlich weiß keiner, wie lange Du noch leben wirst, und mit 17 Jahren seist Du wohl alt genug, um auch einmal ohne Abmeldung irgendwohin zu gehen. Du kannst nicht begreifen, daß es bei mir einfach nur die Angst ist, die mich so entsetzlich klammern läßt. Eigentlich bin ich nie der Typ dazu gewesen und doch macht es mich jetzt krank, wenn ich nicht weiß, wo ihr seid. Das geht nicht einmal nur um Dich. Ebenso um Robert und Christopher. Ich habe auch nur Nerven und dieser ewige Streß ist auf die Dauer nicht auszuhalten. In letzter Zeit bekomme ich entweder Streit mit Dir oder Deinetwegen mit Papa, oder mit den Medizinern - auch Deinetwegen.

Papa tottert mit mir, daß ich Dich dennoch habe ziehen lassen. Du schimpfst über den Ernährungsplan, der Dir von den Ärzten verschrieben wurde, über den Tee und über die Tabletten. Es ist schon ein Graus! Jedem versuche ich den Rücken freizuhalten.
Papa fährt häufig hunderte Kilometer mit dem Auto, da kann ich ihm nicht alles das erzählen, was ich möchte. Und wenn er dann mal aus Puttgarden anruft, kann ich ihm gleich gar nichts von den Sorgen erzählen!
In der Klinik will ständig jemand wissen, wie es mit Dir weiter gehen soll. Mir wurden dort drei

verschiedene Chemoblöcke vorgelegt. Ich muß entscheiden, welchen Du bekommen wirst! Alle drei sind noch nicht vollständig in ihrer Wirkung erforscht. Welcher Block ist denn nun der beste? Wie soll ich weiterleben, wenn ich mich für den falschen entschieden habe? Was ist, wenn sie mehr Metastasen finden als angenommen und die Operation vergebens war? Ist es falsch, Dich ziehen zu lassen, bloß weil Du leben willst? Was aber, wenn Du morgens nicht wieder kommst und ich dann nicht weiß, wo und mit wem Du unterwegs warst?

Viele, viele Fragen - und wer gibt mir die Antwort darauf?

Jetzt bist Du im Zorn von Voits los und ich sitze hier und habe Angst, daß Du einen Unfall hast oder ähnliches und wir keinen Frieden mehr schließen können. So wie ich mich kaum in Deine Ängste versetzen kann, wirst Du auch meine nicht verstehen können. Irgendwann wirst Du vielleicht selber Kinder haben und an ihrem Bett sitzen, wenn sie mit einer kräftigen Grippe flachliegen. Du wirst dann in etwa wissen, wie ich mich jetzt fühle. Ich liebe Dich und will Dich nicht verlieren. Ich lebe nach einem Grundsatz: Alles, was ich tue, tue ich zum Wohle meines Kindes. Das muß keiner verstehen oder nachvollziehen können. Es ist alleine die Liebe einer Mutter, die Berge versetzen und Dinge geschehen lassen kann, die man zuvor nicht für möglich gehalten hat. Ich werde mich sicher noch oft unbeliebt machen, aber immer in dem Glauben, für Dich etwas Positives erreicht zu haben. Denk an meine Übernachtung in Lübeck, an die Hilfsmittel nach der Umkehrplastik, Deinen Fuß für Großharnsdorf und Deinen hoffentlich schönen Abend, den Du jetzt erlebst.

Donnerstag, 8. Mai

Heute ist Herrentag. Die Sonne lacht verlockend in meine neue Unterkunft. Ich darf Dich aber leider erst um 11.00 Uhr besuchen.

Gestern wurdest Du endlich operiert. Zum Glück ist alles komplikationslos gelaufen. Chefarzt Dr. B. sagte mir, daß er fünf Stellen und einen Lymphknoten entfernt hätte. Unter diesen fünf Stellen soll auch das Narbengewebe der damals sichtbaren Metastasen gewesen sein.

Dieses Mal mußtest Du nicht so lange wie in Lübeck warten. Pünktlich wurdest Du prämediziert und um 7.20 Uhr in den Operationssaal geschoben. Papa war schon um halb Sieben da. Er ist gegen Vier von zu Hause losgefahren und ich war sehr froh, daß ich ihn an meiner Seite wußte. Zum ersten Mal wurde ich hier mit einer Schleuse vor dem Operationssaal konfrontiert. In Lübeck waren sie mit dem Einbau noch nicht fertig und deshalb habe ich so was bis gestern nicht gesehen. Du warst durch die Medikamente

schon sehr schläfrig. Sie schoben die Trage an ein großes Fenster, das sich nach oben öffnete. Auf der anderen Seite standen zwei Operationsschwestern. Sie drückten einen Knopf, ein Aufleger schob sich wie ein Kuchenblech unter deinen Rücken und zog Dich auf die andere Seite. Das Fenster schloß sich automatisch, und da standen wir nun. Ich hatte wieder dieses Gefühl der Hilflosigkeit, wie damals in Lübeck. Papa und ich gingen zurück auf die Station. Dort wurde mir eröffnet, daß ich während der Zeit, die Du in der Intensivstation verbringen würdest, nicht auf der Station bleiben könnte.
Man gab mir die Adresse einer alten Dame, die in der Nähe der Klinik wohnte und Zimmer vermietete. Die Schwester vereinbarte einen Termin. Papa fuhr mir meine Sachen mittags rüber.
Gegen 10.30 Uhr sind wir auf die Station 1 runtergegangen, um zu fragen, wie weit sie seien. In diesem Moment kam Frau Doktor S.. Sie beruhigte uns über den Verlauf und wir müßten nun den histologischen Befund abwarten. Kurz darauf erschien Chefarzt Dr. B. und erklärte uns genau die Operation. Fünf Keilresektionen wurden ausgeführt. Jetzt können wir nur noch hoffen und wieder einmal abwarten.
Um 12.45 Uhr durfte ich dann endlich zu Dir. Papa fuhr nach Hause. Du weißt ja, wie er ist. Harte Schale, weicher Kern. Er wollte Dich dort mit den Schläuchen nicht liegen sehen. Ich

denke, das ist in Ordnung so. Bis 20.15 Uhr durfte ich bleiben.

Du sahst sehr viel besser aus als in Lübeck. Du klagtest über Schmerzen im Brustkorb und daß Du nicht genug Luft bekämst. Regelmäßig gab es Schmerzmittel. Drei Dränagen, zwei rechts, eine links, hatten sie Dir gelegt. Den Nasenstöpsel für Sauerstoff hast Du nur teilweise geduldet. Abends bekamst Du noch einmal etwas gegen Deine Übelkeit. Kleine Schlückchen Tee, die hoffentlich die Nacht über auch drin bleiben, hast Du zu Dir genommen. Du konntest in der Zeit, in der ich da war, auch alleine Wasser lassen. Was will man mehr am ersten Tag?
Das Abhusten ist natürlich ganz furchtbar. Ich habe Dir gezeigt, wie Du die Arme auf Deinen Brustkorb legen mußt, damit ein leichter Gegendruck entsteht. Jetzt mache ich es für Dich, bald kannst Du es alleine. Am Abend hattest Du 39° Fieber. Sie legten Dir Eis in die Lenden und hingen Antibiotika an. Bei Deinem geschwächten Immunsystem ist das aber auch nicht verwunderlich.
So, mein Schatz, jetzt ist es 9.00 Uhr und ich muß zusehen, daß ich irgendwo einen heißen Kaffee auftreibe. Habe doch vergessen, einzukaufen. Na ja, am ersten Tag werde ich wohl nicht gleich verhungern.

Donnerstag, 5. Juni

Es ging Dir von Tag zu Tag besser. Ich war die Erste auf der Intensivstation und die Letzte, die ging. Wir haben uns gut eingefuchst. Nachdem die zweite Dränage gezogen worden war, konnte ich Dich im Rollstuhl spazieren fahren und nach fünf Tagen waren wir dann wieder vereint in unserem Zimmer auf der Station.

Ich habe jetzt lange nichts mehr geschrieben und dabei sollte ich es doch öfter tun. Der ganze Frust, der sich über die Zeit des Nichtschreibens angestaut hat, ist gewaltig, wenn man ihn dann heraus läßt.
Gestern war wieder einer dieser Katastrophentage. Ich weiß nicht, welcher Tropfen das Faß zum Überlaufen brachte, aber wenn er einmal gefallen ist, habe ich kaum eine Chance, ihn ungeschehen zu machen. Ich beschimpfe dann jeden, der mir in die Quere kommt, ob begründet oder unbegründet. Das Schlimme an der Sache ist, daß es meist den Falschen trifft. Dieses Mal war es Papa. Er will nicht über Dich reden, ich aber muß mich unbedingt mit jemandem unterhalten. Wir gehen auf so völlig gegensätzliche Weise mit Deinem, unserem Schicksal um. Dabei sieht alles wirklich gut aus. Dir stehen noch zwei Blöcke und die große Abschlußuntersuchung bevor. Der Gedanke, daß die Chemotherapie endlich überstanden ist, freut mich,

bereitet mir aber auch Sorgen. Im Moment kann nichts wachsen, weil die Chemotherapie es nicht zuläßt, aber was wird danach? Was ist, wenn sie in ein paar Monaten Rezidive finden?! Es ist wirklich schlimm, nur zusehen zu können. Ergreift man jedoch die Initiative, werden einem ständig Hindernisse in den Weg gelegt. Zieht man meine ziemlich dünnen Nerven in Betracht, dann ist es nicht verwunderlich, daß sich diese kleinen Hindernisse bis zur Unüberwindlichkeit auswachsen. Allein das Sammeln von Spendengeldern ist ein Krampf. Leute, die selber nicht viel haben, geben, ohne auch nur eine Sekunde zu zögern. Von anderen hörst Du dann Ausflüchte: „Jeder will etwas haben, ob der Blindenverband oder der Behindertenverband und wie sie alle heißen!"
Das ist doch auch alles wichtig! Was spricht dagegen, monatlich einen kleinen Betrag zu entrichten, der jeweils auf ein anderes Vereinskonto geht. Warum müssen wir in ferne Länder schweifen, wo wir doch selber so viel Leid und Elend direkt vor der Tür haben? Du weißt, daß die onkologische Station in Rostock nur wegen der Spendengelder heute so toll aussieht, und sicher geht es vielen gesundheitlichen Einrichtungen ähnlich. Es macht mich einfach krank, wenn ich dann höre: „Wie soll es gehen?" oder: „Wer soll das organisieren?" Alles eine Frage der Einstellung! Viel leichter läßt sich sagen: „Es ist kein

Geld da!“ - und schon hat sich die Angelegenheit erledigt. Der Prunkbau unserer Stadt, das Amtsgebäude, das ist sicher nicht nur aus Fördergeldern entstanden. Da steht der Luxus pur, aber für Vereine, die sterbenden und behinderten Kindern helfen, ist kein Geld da?! So etwas kann mein Blut zum Überkochen bringen! Es ist mir dann auch egal, ob das, was ich sage, und die Art, wie ich es sage, akzeptiert wird. Vielleicht muß man wirklich laut werden, um die Menschheit aufzurütteln. Irgendwann denken die Leute wohl, die Krug hat 'nen Schaden (wer weiß?), aber in dem Zusammenhang wird ihnen hoffentlich auch der Inhalt von dem, was ich gesagt habe, klar. Oh Gott, ich habe einigen Leuten noch viel mehr gesagt, aber das hier aufzuschreiben, ginge wahrscheinlich zu weit.
So, Du sitzt jetzt in der Reha-Klinik und ich sollte Dich abholen...

Sonntag, 8. Juni

Gestern kam Papa kurz nach Hause. Wir haben lange miteinander gesprochen, was leider viel zu selten geschieht. Aber es tat mir unendlich gut. Das erste Mal, daß ich über meine jetzt immer stärker werdenden Ängste sprechen konnte, die mit dem Ende deiner Chemotherapie zusammen hängen. Papa meinte, daß ich doch einmal mit einem Psychologen reden solle. Ich glaube nicht,

daß das etwas bringen würde. Andererseits weiß ich auch nicht, wie lange ich noch durchhalten kann.
Du freust Dich auf Deinen letzten Block, auf die Kur danach, auf Deine Ausbildung und ganz besonders auf Deinen Führerschein und ein Auto. Eben alles, was Dein Leben lebenswert macht. Jetzt, wo Du mit Thomas Auto fahren durftest, ist der Wunsch nach einem eigenen Auto noch viel größer. Ich wünsche Dir das alles von ganzem Herzen, aber diese Angst in mir läßt mich immer wieder hochschrecken, Alpträume kriegen und Wutanfälle aufbauen. Was wird, wenn Dein Körper ohne Chemotherapie die Metastasen nicht abwehren kann? Wie lange wird es gut gehen?

Heute habe ich einen Tiefschlag erhalten, der meine Ängste noch weiter nährt.
Heidi ist hier gewesen. Ich erzählte ihr von Thomas, dem Auto, daß ihr im Hörsaal der Universität mit euren Prothesen „schaulaufen" mußtet, und von dem anschließenden gemütlichen Abend bei frisch geräuchertem Hering. Immer und immer wieder schwärmte ich von Thomas, wie gut er laufe und wie glücklich ich wäre, wenn Du erst zweieinhalb Jahre überstanden hättest. Heidi wurde immer ruhiger und sagte dann, daß sie mir etwas erzählen müsse. Sie wollte es eigentlich für sich behalten und

sicher tat es ihr hinterher auch leid, aber ich bedrängte sie wohl zu sehr.
Thomas hat am Freitag die Ergebnisse vom großen Check-up bekommen. Er hat in beiden Lungen neue Metastasen. Er, der sich sein Leben wieder aufgebaut hat mit Arbeit, eigener Wohnung und einer Freundin. Es ist so traurig und überhaupt nicht nachvollziehbar.
Ich weiß auch nicht, ob ich es Dir sagen soll oder ob Du am Mittwoch selber sehen wirst, daß Thomas wieder auf der Station liegt. Sechs Chemoblöcke haben sie bei ihm angesetzt. Das ganze Elend geht von vorne los. Vielleicht ist es gut, wenn ich es Dir sage. Du kannst ihm jetzt Hilfestellung geben, wie er es damals für Dich getan hat. Damals war er Dir mit der Umkehrplastik voraus, jetzt bist Du es mit der Lungenoperation. Vielleicht bist Du aber damit total überfordert, weil Du ihn sicher auch als Vorbild gesehen hast. Wie mache ich es richtig? Du bist ein sehr starker und tapferer Junge, voll Optimismus und Lebensmut. Vielleicht ist es das, was Du Thomas übermitteln solltest. Es ist schwer und sehr hart für Dich. Ich weiß es, da ich das selbe mit Eveline durchgestanden habe und auch weiter durchstehen werde. Das macht mich stark und gibt mir die Kraft, die ich benötige, um mit Eveline über ihre Trauer reden zu können und nicht länger mit einer rosaroten Brille durchs Leben zu laufen. Jetzt ist es Eveline, die sich mit mir freut

über Deine Fortschritte. Ich glaube fest daran, daß Ihr beide, Thomas und Du, Euch gegenseitig viel geben könnt. Thomas hat den Krebs schon einmal besiegt, warum also nicht ein zweites Mal?
Oh Gott, ist das alles ein Elend! Ich weine um Thomas. Wieder überkommt mich dieses Gefühl der Machtlosigkeit. Mir schießt der Gedanke durch den Kopf, wie sich wohl Thomas' Mutti fühlen muß, jetzt, nach so langer Zeit der Genesung.

Mittwoch, 18. Juni

Unsere Nachbarin ist gestorben. Während meines Besuches überbringe ich Dir diese traurige Nachricht. Du bist nicht sonderlich überrascht. Du hattest schon geahnt, daß sie in der Woche, in der Du wieder im Krankenhaus liegen wirst, einschliefe. Die Ahnung hat sich bestätigt. Vielleicht waren Eure Seelen auf eine besondere Art miteinander verbunden. Sie ist vor Dir an Krebs erkrankt und Du hast Dich nach Deiner Erkrankung immer gut mit ihr unterhalten. Du wolltest sie noch besuchen, aber ihr ging es schon so schlecht, daß man Dich nicht mehr zu ihr gelassen hatte.

Heute fand die Beerdigung statt. Ich mußte meine ganze Kraft zusammen nehmen, um sie auf ihrem letzten Weg begleiten zu können. Vor dem

Friedhof hatte ich schon Probleme, aber beim Betreten der Kirche war es dann wirklich aus. Ich konnte beim besten Willen nicht an diesen Sarg mit den vielen schönen Rosen herantreten. Eine fast unmenschliche Angst hatte sich meiner bemächtigt. Vor meinem inneren Auge sah ich immer nur Dich in diesem Sarg liegen. Bei dieser Vorstellung versagten mir die Beine den Dienst. Papa und ich setzten uns in die letzte Reihe, ganz außen, so daß wir nichts sehen konnten. Als Frau Flaig in ihrem Sarg an uns vorbei getragen wurde, versteckte ich mich hinter dem Pfeiler und weinte hemmungslos. Erst nach einer ganzen Weile hatte ich meine Selbstbeherrschung soweit wiedergefunden, daß wir endlich die Kirche verlassen konnten. Man hatte den Sarg bereits in das ausgehobene Grab gesenkt. Ich trat als letzte heran, um so ungestört mit der Verblichenen in Zwiesprache verharren zu können. Mir lag so viel auf dem Herzen, was ich ihr unbedingt auf den Weg mitgeben wollte. Papa hat mich gehalten und ich konnte ihr noch einmal laut sagen, daß sie auf Dich aufpassen soll, wenn Du ihr irgendwann einmal folgen müßtest. Noch während ich zu ihr sprach, hatte ich plötzlich das sichere Gefühl, daß es noch lange dauern würde, bis es so weit ist. Vielleicht sogar sehr lange. Ich dachte, ich könnte Dich mit diesem Sarg in Verbindung bringen, aber es ging nicht. Es sind Gottes Worte, die mir sagten, daß Du noch lange leben würdest. Ich nehme das genauso ernst wie den Traum, den ich schon zweimal hatte. Ich sah Dich ohne Krücken fehlerfrei laufen, so wie Thomas. Es ist ein Zeichen, glaube mir!

Trotz meiner Zuversicht mache ich mir aber auch immer Vorwürfe, daß ich die Zeit mit Dir oftmals regelrecht vergeude. Wie oft streiten wir! Wie oft gehen wir uns regelrecht aus dem Weg! Habe ich Dir oft genug gesagt, daß ich Dich liebe, und Dir das auch gezeigt? Was hast Du durch meine Fehler alles durchleben müssen? Du bist mein Ältester und mußtest oft mein Sohn, mein Freund und mein Vertrauter in einem sein. Sicher war das viel zuviel für einen Jungen Deines Alters. Du warst ein Kind und hattest andere Interessen, als die Probleme Deiner Mutter zu verstehen. Aber Du hast mir immer sehr viel Verständnis entgegengebracht. Wir haben uns, trotz der schwierigen Situationen, immer wieder zusammengerauft. Heute bist Du erwachsen und willst Deine eigenen Wege gehen. Mir fällt es schwer, meinen mütterlichen Schutzinstinkt zu bändigen. Was für ein Schutz bin auch schon gewesen? Konnte ich Dich vielleicht vor diesem ganzen Elend, dem Du jetzt ausgeliefert bist, beschützen? Nein, Du hast Dich aus eigener Kraft wieder aufgerappelt und ich habe einfach kein Recht dazu, Dir vorzuschreiben, wie Du zu leben hast. Ist doch wirklich lachhaft, nicht? Wir beide haben uns das Leben wirklich nie leicht gemacht, aber wir haben es immer irgendwie gemeistert. Du bist mein Sohn. Ich erkenne das immer und immer wieder. Keine Macht wird es schaffen, Dich klein zu kriegen. Du bist eine Kämpfernatur und das muß einfach belohnt werden!

Mittwoch, 16. Juli

Ein Monat ist vergangen und alles ist auf einmal ganz anders. Am Samstag wurdest Du zum letzten Mal von den Infusionsschläuchen befreit. Ich habe diesen Moment im Bild festgehalten. Was für ein Gefühl muß das für Dich gewesen sein! Keine Quälerei, keine Übelkeit, kein Erbrechen, kein Krankenhaus mehr! Was für eine wunderschöne Vorstellung. Wenn Deine Haare diesmal wieder wachsen, werden sie bleiben. Schade, daß Du Deine Gefühle nicht so zeigen kannst. Ich war total aufgeregt, während Du Dich normal benahmst wie nach jeder Chemotherapie. In zwei Wochen kommt die große Abschlußuntersuchung. Dazu mußt Du noch mal ein paar Tage in die Klinik. Wenn alles in Ordnung ist, werden wir zum zweiten Mal Deinen Geburtstag als den ersten Deines neuen Lebens feiern. In Gedanken habe ich diese Feier schon oft mit Dir erlebt. Wer

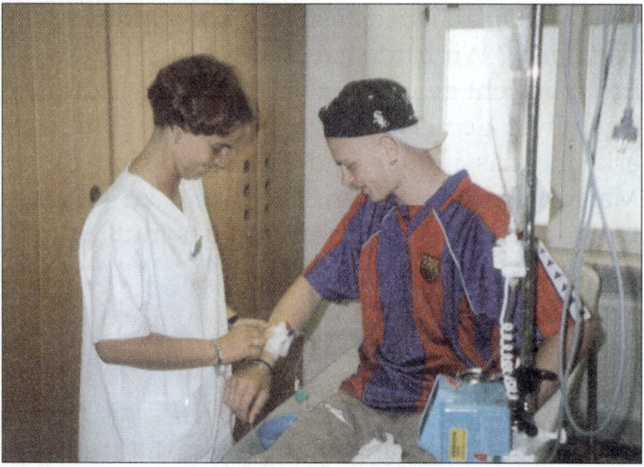

Deine letzte Chemo am 12. Juli 1997

kann schon von sich sagen, daß er zweimal im Jahr Geburtstag hat?
Heute besucht Dich eine Studentin der Psychologie. Sie schreibt an ihrer Dissertation über das Thema „Krebs im Kindesalter“. Du hast Deine Behandlung abgeschlossen und sie will wissen, wie Du die ganze Sache jetzt rückblickend empfindest. Für mich war dieses Gespräch sehr aufschlußreich. Zum ersten Mal höre ich Dich so intensiv reden. Du sagst, daß man Euch nicht in Watte packen und nicht ständig wie Kranke behandeln soll. Auch empfindest Du es als ungerecht, daß Dir mehr Aufmerksamkeit gewidmet wird als Deinen Brüdern. Wenn man den richtigen Zimmerkollegen hat, meinst Du, gibt es

nicht nur traurige, sondern durchaus auch richtig schöne und lustige Momente in dem Krankenhauseinerlei.

Freitag, 22. August

Heute hast Du nun Gott sei Dank auch Deine Abschlußuntersuchungen hinter Dir. Ich denke, für Dich ist es angenehm, daß Du nicht stationär aufgenommen werden mußtest. Die Station ist leider wieder so voll, daß sie für Dich kein Bett mehr frei haben. So sind wir täglich nach Rostock gefahren und Du warst Abends immer zu Hause. Für mich gab es zwar etwas Streß, weil Christopher auch noch krank wurde, aber Gott sei Dank hatte Heidi Urlaub, und so konnten wir uns arrangieren. Jetzt warten wir auf die Ergebnisse. Nächste Woche sollen sie wohl vollständig sein. Irgendwie bin ich doch ein bißchen unruhig, glaube aber fest daran, daß nichts gefunden wird.

In der Zwischenzeit hast Du auch Deine neue Prothese bekommen. Die alte ist zwar technisch nicht schlecht gewesen, aber optisch einfach nicht das, was Du erwartet hattest. Wir sind dann am Montag auch gleich zur orthopädischen Werkstatt gefahren und haben Thomas mitgenommen. Für die Orthopäden ist es nicht leicht, eine Prothese zu bauen, von der sie kei-

nerlei Vorstellung haben. Thomas war so lieb und zeigte in der Werkstatt seine Prothese. Es dauerte dann etwa dreieinhalb Stunden und Deine Prothese hatte eine ebenso schöne Verkleidung wie die von Thomas. Sie fiel jetzt auch unter der Jeans nicht mehr auf. Während der langen Wartezeit habe ich mit einer Polaroid-Kamera ein Foto von Euch beiden gemacht. Du machst auf dem Bild einen richtig glücklichen und entspannten Eindruck. Thomas sieht man die ersten Anstrengungen der gerade begonnenen Chemotherapie an.
Kaum waren wir zu Hause, hast Du gleich eine Modenschau veranstaltet. Als ich endlich wieder dieses Leuchten in Deinen Augen gesehen habe, fühlte ich mich so glücklich!

Heute bist Du sogar in abgeschnittenen Hosen aus dem Haus gegangen. Die Hitze ist aber auch wirklich fast unerträglich. Das kleine Stück Prothese ist nicht zu erkennen. Es ist in Hautfarbe gearbeitet und fällt nicht auf.

In den letzten Tagen nimmt mich die Organisation Deines Festes sehr in Anspruch. Wir haben uns endgültig auf den 6. September geeignet. Die Einladungen sind geschrieben und abgeschickt. Gabriel hat versprochen, seine Schimmelstute, die Cora, auf unseren Hof zu bringen. Dann kannst Du Deine erste Reitstunde nehmen.

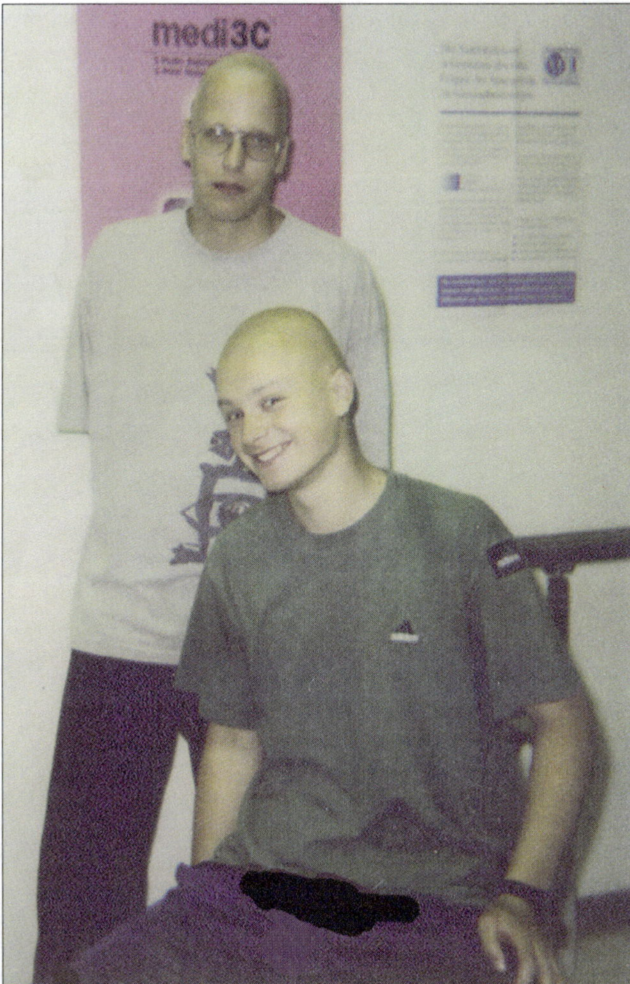

Thomas zeigt, wie Deine Prothese aussehen wird.
Du strahlst über das ganze Gesicht...

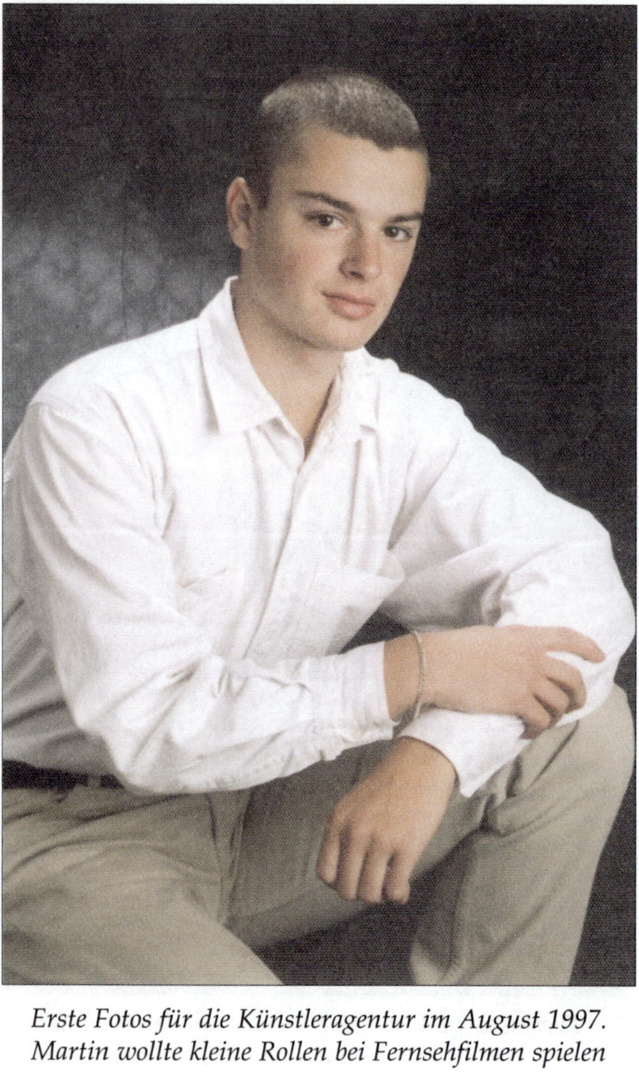

Erste Fotos für die Künstleragentur im August 1997. Martin wollte kleine Rollen bei Fernsehfilmen spielen

Wir waren einmal auf einem Reiterfest. Dich faszinierte der Anblick des Schimmels mit dem in Schwarz und Weiß gekleideten Reiter darauf. Du willst Dir diesen Schimmel kaufen, wenn Du einmal reich bist. Nun, soweit ist es leider noch nicht, aber Du sollst wenigstens, wenn auch nur für kurze Zeit, fühlen, wie es wäre. Jetzt warte ich noch auf den Anruf von Norbert. Er kann mir vielleicht einen Pyrotechniker vermitteln. Ein kleines Feuerwerk anläßlich Deiner Genesung fände ich wirklich nicht schlecht. Dummerweise kommt man als normaler Durchschnittsbürger zu dieser Jahreszeit nicht an Feuerwerkskörper. Aber vielleicht klappt das mit dem Pyrotechniker.

Dienstag, 26. August

Schwester Heike hat heute angerufen und uns mitgeteilt, daß bei den letzten Untersuchungen nichts gefunden worden ist. Damit ich ruhiger schlafen könne, hätte sie sich entschlossen, mir gleich per Telefon die freudige Nachricht zu überbringen. Die Liebe! Ich hätte sie küssen können. Ich fühle mich, als würde ich jeden Moment fliegen.

Sonntag, 31. August

Nun haben wir es schwarz auf weiß: „Kein Anhalt auf Metastasen".

Wir waren am Mittwoch in der Klinik. Frau Professor E. teilte uns Näheres mit. Deine Lunge arbeitet wieder perfekt, Deine Knochen sind sauber. Nur Deine rechte Niere hat einen Stein zurück behalten. Nach diesen schönen Neuigkeiten haben wir vor Freude gleich auf der Station ein Sektfrühstück ausgegeben.

Dienstag, 16. September

Ich höre Dich draußen schleifen. Du arbeitest an der Terrassentür. Wir haben uns vorgenommen, sie bis zum Winter fertig zu kriegen. Es ist ein antikes Stück, und neu wäre sie nicht zu bezahlen. Wir sind beide zu Hause und haben Zeit. Du arbeitest im Sitzen, dabei strengst Du Dich nicht so an.

Sonst liegst Du den ganzen Tag nur auf Deinem Bett, spielst Computer und guckst Fernsehen. Ich bin der Meinung, daß das nicht gut für Dich ist. Du fühlst Dich überflüssig. Also habe ich beschlossen, die Terrassentür zu restaurieren. Der Vater sagt zwar, es sei die falsche Jahreszeit, aber darauf kann ich jetzt keine Rücksicht nehmen. Diese kleine Arbeit ist für Deinen Oberkörper gesundes Training und Deiner Seele sicherlich auch nicht abträglich. Ich mußte gar keine große Überzeugungsarbeit leisten. Kaum hatte ich meinen Vorschlag ausgesprochen, fragtest Du auch schon, wann es losgehen solle.

Nun aber zu Deiner Party.

Papa und ich hatten alle Hände voll zu tun. Draußen mußte das Ganze aufgebaut werden. Die Vorbereitung der leiblichen Genüsse war alleine schon eine wahre Knochenarbeit! Leider haben doch einige abgesagt, auch die Überraschungsgäste Schwester Kathrin und Schwester Daniela. Sie waren Deine Lieblingsschwestern, wären auch gerne gekommen, mußten aber arbeiten. Das Feuerwerk hat am Ende doch nicht geklappt; Du weißt ja, daß Papa in solchen Situationen immer noch etwas einfällt. Er hat für seine Leuchtpistole vom Schiff Munition gekauft und wir stellten uns alle im Kreis auf und jeder hat für Dich eine Kugel in die Luft geschossen. Es waren 32 Schuß, und jeder durfte einmal schießen. Es war ein sehr schönes Bild. Jeder hat mit seiner Kugel die besten Wünsche für Dich verbunden.

Der absolute Höhepunkt für Dich war wohl der Schimmel. Du hast so verdutzt aus der Wäsche geguckt, daß ich mir sicher bin, Du hast nicht damit gerechnet, daß Gabriel tatsächlich seine Cora mitbringt. Wir haben diese Aktion aber auch sehr geheimnisvoll vorbereitet. Wilhelm war so nett und hat die Cora aus dem Stall mitgebracht, weil Gabriel ja schon von Anfang an dabei sein sollte. Es wäre Dir sicherlich aufgefallen, wenn er mit dem Pferdeanhänger vorgefahren wäre.

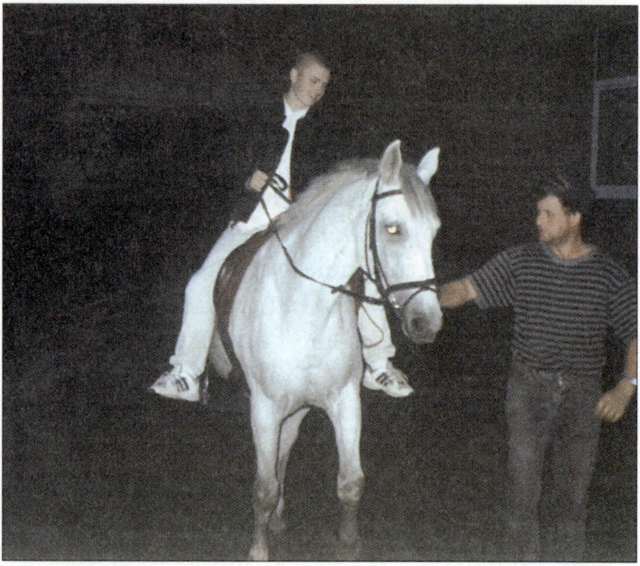

6. September 1997. Du reitest auf Cora an Deinem Geburtstag nach Deiner „Wiedergeburt"

Ich wollte die Geschichte erzählen, warum der Schimmel zu Deiner Party erschien, aber es ging nicht. Meine Stimme versagte, die Tränen rollten und so hat Gabriel das Wort ergriffen. Du sahst ihn immer nur an und es war Dir sichtlich unangenehm, so im Mittelpunkt zu stehen. Du winktest ständig ab und sagtest, daß es reichen würde, als Gabriel von der ersten Reitstunde sprach. In dem Moment kam Wilhelm mit Cora um die Hausecke. Dir blieb der Mund offen stehen und Du trautest Deinen Augen nicht. Ich war mir

schon wieder nicht mehr so sicher, ob Du tatsächlich auf das Pferd steigen würdest. Aber weit gefehlt! Wir stellten Dir einen Stuhl als Tritt bereit und schon hast Du Dich auf Coras Rücken geschwungen. Wilhelm und Gabriel führten Dich abwechselnd. Ich muß sagen, für einen Anfänger hast Du Dich sehr gut gehalten! Das Reiten machte Dir großen Spaß und Du bist auch erst nach knapp einer Stunde wieder abgestiegen. Aber das auch nur, weil die Prothese zu drücken anfing.
Alles in allem war es ein gelungener Abend!

Samstag, 1. November

Seid dem 14. Oktober bist Du zur Kur in Boltenhagen. Dummerweise gibt es in der ganzen Klinik nur drei junge Patienten, nämlich Dich als das „Küken" und zwei junge Männer, von denen der eine bereits 27 und der andere 28 ist. Nach der ersten Woche wolltest Du am liebsten wieder nach Hause. Du bekamst zu wenig Physiotherapie und die Langeweile fraß Dich auf. Am Telefon gab ich Dir den Rat, dieses Problem während der Visite anzusprechen. Du hast diesen Rat auch sofort in die Tat umgesetzt. Jetzt hast Du soviel zu tun, daß Du täglich um 6.30 Uhr aufstehen mußt. Ansonsten meldest Du Dich gar nicht und ich kann Dich nicht erreichen, weil Du nie auf Deinem Zimmer bist. Außerdem wolltest

Du ja auch nicht, daß ich Dir ständig hinterher telefoniere.
Ach Liebling, dieser verfluchte Krebs! Er verfolgt mich ständig und ich habe echte Schwierigkeiten, mit dieser Belastung fertig zu werden. Du bist so glücklich und willst Dein Leben wieder in den Griff bekommen. Oh Gott, wenn es doch nur wahr werden würde. Aber dann fällt mir Thomas ein. Er durchlebte auch diese glückliche Zeit nach seiner Chemo-Therapie, ist aber seit Juli wieder auf der Station. Alle haben wir gehofft, daß die Lungenmetastasen nach der Operation und der erneuten Chemotherapie endgültig beseitigt wären. Was Du nicht weißt - und so lange ich es verhindern kann, auch nicht erfahren wirst - ist, daß Thomas am selben Tag, an dem Du nach Boltenhagen gefahren bist, in eine Berliner Klinik aufgenommen worden war, um in seinen linken Arm eine Endoprothese zu bekommen. Sein Arm ist einfach so beim Aufschrauben eines Marmeladenglases gebrochen. Der Arzt stellte während der Untersuchung fest, daß der ganze Armknochen bereits zerfressen war. Zu allem Unglück haben sie auch Metastasen in seinen Rippen und in seinem linken Bein gefunden. Den Arm haben sie noch operiert. Danach wurde er nach Hause geschickt, weil sie nichts mehr für ihn machen können.

Diese Angst, sie ist einfach immer und immer wieder da. Sie ist allgegenwärtig, egal, was ich auch tue. Papa sagt, ich soll es nicht an mich heran lassen, soll es wegschieben, aber das kann ich nicht. Wie würde das funktionieren? Thomas ist doch kein Fremder, er gehört zu uns!
Ich habe mir damals gewünscht, daß die Zeit der Chemo-Therapie bald vorbei sein möge. Jetzt ist sie zwar vorbei, aber die Angst ist nicht kleiner geworden. Sie ist eher noch gewachsen, denn keiner kann sagen, ob Dir so viel Zeit bleibt wie Thomas. Du verzeihst mir sicherlich, wenn ich inständig hoffe, daß es viel, viel mehr sein wird?

Endlich habe ich Dich am Telefon erwischt. Ich bin schon ganz krank, daß ich Dich solange nicht gesehen habe. Du merkst, daß ich am Telefon geweint habe, und sagst dann, daß ich Dich besuchen soll. Ich bin überglücklich!
Das Leuchten in Deinen Augen ist wieder da, als Robert und ich zu Dir kommen. Dieses Leuchten hatte ich so vermißt! Vielleicht liegt es an der Physiotherapeutin, die Du kennengelernt hast. Vielleicht merkst Du auch langsam selber, wie schön das Leben doch sein kann. Genau diese Erfahrung habe ich auch gemacht. Diese Zeit jetzt, in der Du zur Kur bist und ich von früh um 7.00 bis 14.30 Uhr die ganze Zeit für mich allein habe, ist etwas vollkommen Neues für mich. Das soll nicht heißen, daß die Zeit mit Dir nicht auch

wunderschön ist, aber dann drehte sich eben doch alles nur um Dich. Für mich steht an erster Stelle Dein Leben. Wie Du es möchtest, was Deine Ziele sind, einfach, wie Du es Dir vorstellst. Ich will einfach, daß Du alles erleben sollst, so, wie Du es Dir wünschst. Meine Freizeit, die hier und da einmal abfiel, teilte ich dann sehr gerne mit Robert, Christopher und Papa. Und nun bist Du auf einmal zur Kur - ohne mich. Meine Rentenversicherungsanstalt ist der Meinung, ein krebskrankes Kind sei nicht so tragisch, daß die Mutter deswegen eine Kur beantragen müsse. Die psychischen Probleme könne man auch sehr gut ambulant in den Griff bekommen. Welch traurige Gesellschaft!

In der ersten Woche empfand ich die Trennung von Dir als ganz schön hart. Ich rief auch nicht gleich an, da Du unabhängig werden wolltest. Das ist ja auch Dein gutes Recht, aber mir fällt es einfach unwahrscheinlich schwer. Doch als ich Dich nach zwei Wochen endlich sah, dieses Leuchten, da wußte ich, daß Du glücklich bist. Ich begann, an mich zu denken. Etwas zu tun, was mir Spaß macht. Zum Beispiel ging ich zu Gabriel in den Stall, um reiten zu lernen. Gabriel ist ein sehr guter Reitlehrer, und so war meine Angst vor den großen Tieren auch ganz schnell verschwunden. Ich genieße diese Zeit, auch wenn ich zwei Wochen dafür gebraucht habe.

Vielleicht sollte es so sein, daß sie meine Kur abgelehnt haben, wenn der Grund auch sehr makaber ist. Für uns beide ist es besser so. Ich lerne langsam wieder, loszulassen, und Du lernst, auf eigenen Beinen zu stehen.

Auch das Wohnungsproblem in Rostock werden wir klären. Du kannst unmöglich dreieinhalb Jahre bei Eddy wohnen. Das ist sowohl für K.'s als auch für Dich eine gewaltige Belastung.
Wir gehen auf Wohnungssuche und werden schon etwas für Dich finden. Im Februar kannst Du die Lehre wieder anfangen.
So mein Schatz, dann lerne noch schön laufen. Du weißt, daß es wirklich eine Chance ist. Denke an das, was man Dir in der Künstleragentur gesagt hat: Komparse in einer Serie ist doch etwas. Du wirst das schon schaffen! Ich werde Dich überall rein bringen, Du mußt dann nur dafür sorgen, daß Du auch drin bleibst. Dein Talent ist gefragt. Erfülle Dir Deinen Traum. Ich kann für Dich nur den ersten Schritt gehen, die anderen Schritte mußt Du alleine tun.
Jetzt konzentrieren wir uns erst einmal auf die Vorbereitung Deiner Geburtstagsfeier!

Donnerstag, 18. Dezember

In der Zwischenzeit hast Du Deinen 18. Geburtstag gefeiert. Diesmal kamen auch Deine Lieblingsschwestern von der onkologischen Station. Es war wirklich eine bunte Gesellschaft! Irgendwann im Laufe des Abends hörte ich den Staubsauger in Deinem Zimmer. Der Inhalt des Sandsacks, den Du nutztest, um Aggressionen oder die Langeweile abzubauen, war gleichmäßig über Couch, Tisch und Fußboden verteilt. Stefan meinte, er hätte sehr viele Aggressionen abzubauen und diesmal hielt dieser kleine Sandsack dem Ansturm nicht stand. Eins Deiner Prinzipien lautet: wer Dreck verursacht, räumt ihn auch wieder weg! Stefan ist mindestens 1,90m groß und ebenfalls Prothesenträger. Das Bild, das sich uns bot, war göttlich. Ihr habt so viel herumgealbert, daß wir Euch teilweise durch das ganze Haus hören konnten. Es war eine schöne Party! Tilo und Stefan blieben über Nacht. Deine Party ging aber auch bis in die frühen Morgenstunden.

Dann warst Du in Österreich. Diese Reise wurde vom Verein krebskranker Kinder gesponsert. Alle Kinder und Jugendlichen, die die Strapazen gesundheitlich verkraften konnten, waren dabei. So gab es ein Wiedersehen mit Deinen Kameraden, mit denen Du soviel Zeit in der Klinik verbracht hattest. Du warst gut drauf und hast Dich sichtlich auf Deinen Urlaub gefreut. Nach einer Woche war diese schöne Zeit auch vorbei und Ihr seid alle gut gelaunt und voller schöner Eindrücke nach Hause gekommen. Alle Eltern standen an der Klinik, um Euch in Empfang zu nehmen. Als wir im Auto saßen, um nach Hause zu fahren, sprudelte es nur so aus Dir heraus. Ich war bedrückt, weil ich eine schlimme Nachricht für Dich hatte. Du merktest, daß ich sehr ruhig war, und fragtest, was denn los sei. Ach, Liebling, es fiel mir so schrecklich schwer, aber ich mußte es Dir sagen. Thomas liegt wieder auf der onkologischen Station. Du wußtest nicht einmal, daß er in der Zwischenzeit schon in Berlin gelegen hatte. Nun wußte er, daß seine Zeit nicht mehr zu verlängern war. Er fragte, warum Du ihn nicht besuchen kämst, und ich mußte ihm gestehen, daß Du von überhaupt nichts wüßtest. Jetzt ist es aber Thomas' letzter Wunsch und ich muß es Dir sagen. Als es endlich raus war, wolltest Du noch am selben Tag zu Thomas. Dein erster Besuch beschwor eine bedrückende Atmosphäre herauf. Thomas wollte Dir nicht den Mut nehmen, weiter zu kämpfen, und Du konntest es nicht glauben, daß Du Dich wirklich von Thomas verabschieden mußt. Ihr habt beide die selbe verfluchte Krankheit. Thomas hatte das Glück, über zweieinhalb Jahre wirklich frei leben zu können und sagte Dir, daß er Dir wünsche, diese Zeit auch zu haben. Du solltest jeden Tag genießen und alles machen, wozu Du auch immer Lust hättest.

Zu Hause erzähltest Du mir dann, daß Du Blut im Stuhl habest. Es gehe schon eine ganze Zeit, aber es sei Dir peinlich gewesen, darüber zu reden.
Ich vereinbarte sofort einen Termin zur Rektoskopie. Die Untersuchung wurde auf Deinen Wunsch hin unter Narkose durchgeführt. Ich stehe immer noch auf dem Standpunkt, daß Du schon genug gelitten hast. Dann muß man so etwas nicht auch noch bewußt miterleben.

Heute ist es soweit. Heute ist aber auch ein besonderer Tag für Thomas! Gestern Abend hattest Du ihn besucht. Als besonderen Höhepunkt las Dörte, Thomas' Freundin, Euch etwas über kleine Monster vor, die Menschen den Darm zerfressen. Passend zu dem heutigen Ereignis! Die Vorstellung dieser darmknabbernden Viecher trieb Euch eiskalte Schauer über den Rücken, ließ Euch aber auch in Gelächter ausbrechen.

Während Du auf dem Operationstisch liegst, helfe ich Heike, Thomas' Mutti, bei den Vorbereitungen für Thomas' große Überraschung. Du weißt ja, daß es Vereine gibt, die sich mit den letzten Wünschen Schwerstkranker beschäftigen. Thomas hatte mal gesagt, er wolle so gerne die „Böhsen Onkelz" sehen. Er war schon zu Ostzeiten ein ganz großer Fan von ihnen. Es gab kaum ein Konzert, zu dem Thomas nicht gefahren war. Sämtliche CDs, Artikel und Bücher besitzt er. Er verzichtete dann aber auf diesen Wunsch, da er mit Dörte ein Wochenende im Hotel „Vier Jahreszeiten“ verbringen wollte. Es war auch alles organisiert, aber leider war Thomas dann schon zu schwach, um diesen Wunsch zu verwirklichen. Kurz entschlossen entschied sich Heike doch noch für die „Böhsen Onkelz“. Dörte hat Dir das gestern Abend unter vier Augen erzählt und Du sagtest nur, daß Du sie auch unbedingt sehen möchtest, wie immer ich Dich dort hin bekomme. Lothar, Thomas' Vater, fuhr zum Flughafen nach Laage, um die „Überraschung“ abzuholen. Am 16. Dezember hatten sie den Anruf erhalten und heute sitzen sie schon im Flieger, um Thomas zu überraschen. Thomas hat nicht die geringste Ahnung. Er liegt ganz ruhig in seinem Bett und bekommt von den Vorbereitungen auf der Station absolut nichts mit. Als seine Zimmertür aufgeht und er die „Böhsen Onkelz“ erkennt, fängt er vor Freude an zu weinen. Er umarmt seine Mutti und sagt, daß es der schönste Tag seines Lebens sei. Thomas ist überglücklich.

Du hingegen schläfst den Schlaf der Gerechten. Ich habe nicht die geringste Chance, Dich wach zu kriegen. Gegen vier Uhr nachmittags wollen die „Böhsen Onkelz“ wieder weg und ich möchte unbedingt das Versprechen, das ich Dir gegeben hatte, einlösen. Also versuche ich Unmögliches. Das Personal auf der Station ist nicht begeistert, aber ich organisiere einen Rollstuhl und verfrachte Dich so benebelt, wie Du noch bist, hinein. Da Du, wie immer nach Narkosen, stark mit Übelkeit zu kämpfen hast, drückte ich Dir eine Nierenschale in die Hand und fahre mit Dir ins Spielzimmer. Dort sitzen sie jetzt alle. Thomas hat seine Prothese nicht mehr angelegt und Du sagst, daß ich sie Dir deshalb anlegen soll. So können die „Böhsen Onkelz" die Umkehrplastik einmal mit und einmal ohne Prothese sehen. Du gibst wirklich nur eine ganz kurze Gastrolle. Dein Kreislauf will einfach nicht mitspielen.

Montag, 2. Februar 1998

Letztes Weihnachten waren wir zum ersten Mal nicht in der Kirche. Ich bin sicher, daß jeder Mensch an irgend etwas glaubt. Viele glauben an einen Gott, aber ob man ihn wirklich den gütigen Gott nennen kann, wage ich zu bezweifeln. Wo ist seine angeblich schützende Hand? Wo bleibt die Gnade, die er Deinem so jungen Leben angedeihen lassen sollte? Ich hatte einfach das Gefühl, daß ich diesmal in der Kirche fehl am Platze sein würde.

Christopher hatte sich ein Weihnachtskostüm gebastelt. Nachdem Ihr Männer den Baum fertig geschmückt hattet, haben wir schön Kaffee getrunken. Endlich läutete das Glöckchen. Das ist seit Jahr und Tag das Zeichen, daß Ihr das Wohnzimmer betreten dürft. Christopher war wie immer der erste. Du und Robert kamt unmittelbar hinterher. Nach unserer Bescherung zog Christopher sich um und spielte mit viel Begeisterung Weihnachtsmann. Du und Chris bekamt einen Fernseher, Robert die Stereoanlage und für alle zusammen gab's den Computer. Das war natürlich das Tollste. Am liebsten hättet Ihr den gleich aufgebaut, aber leider fehlten noch einige wichtige Details und so mußtet Ihr einige Tage warten.

Zwischen Weihnachten und Silvester warst Du alleine zu Hause. Wir sind ins Sachsenland zu Anett und Thomas gefahren. Für uns war es eine sehr schöne Abwechslung. Der erste Urlaub in Familie nach dem ganzen Streß. Du wolltest die Tage für Dich haben. „Sturmfreie Bude" nanntest Du es.

So waren wir Silvester alle entspannt und konnten uns auf das neue Jahr freuen. Dazu leisteten die guten Befunde nach der Rektoskopie auch einen nicht unbedeutenden Beitrag.

Wir Alten wollten dieses Jahr in Behren-Lübchin bleiben. Dich hingegen zog es nach Viecheln. Wir verabredeten uns um Punkt 24.00 Uhr in Behren-Lübchin. Wir waren gut drauf und hat-

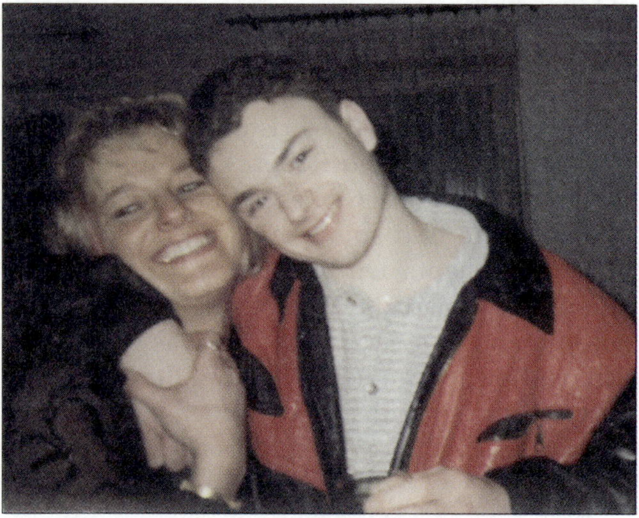

Martin und seine Mutter am Neujahrstag 1998 um 0.30 Uhr in Behren-Lübchin

ten auch viel Spaß. Als dann aber der Countdown lief und Du nicht da warst, sackten meine Glücksgefühle gleich wieder in den Keller. Frag mich nicht, warum ich so dicht am Wasser gebaut habe! 15 Minuten später bot man mir an, mich nach Viecheln rüber zu fahren. Ich saß schon im Auto, als Du endlich um die Ecke kamst.

„Ach, Mutti, es tut mir so leid, aber ich glaube, ich habe meine Herzdame gefunden." Ich konnte gar nicht so schnell schalten. Ich war einfach nur glücklich darüber, daß Du endlich wieder bei mir warst. Nach und nach erzähltest Du mir

alles. Leider sei Dana noch mit einem anderen Jungen zusammen, aber sie wolle sich bis zum 21. Februar entscheiden. Dann ist Fasching in Viecheln. Jedenfalls entschuldigtest Du Dich damit, daß das Kuscheln und Küssen Dich glatt die Zeit vergessen lassen hätte. Dafür hatte ich durchaus Verständnis...
Thomas war Silvester zu Hause. Wir riefen ihn nachts an, aber was solltest Du einem jungen Mann für das neue Jahr wünschen, wenn alle genau wissen, daß er dieses doch nicht mehr hat? Er klang auch sehr bedrückt. Keiner hätte sich bei ihm sehen lassen oder sich gemeldet. Dörte mußte arbeiten, und er sitzt mit seinen Eltern allein vor dem Fernseher. Ich sagte ihm, daß alle, auf deren Anruf oder auf dessen Besuch er gewartet hätte, Angst vor dieser schrecklichen Situation empfänden. Thomas verstand es schon, dennoch war er sehr traurig.

Am 31. Januar 1998 ist Thomas eingeschlafen.

Sonntag, 15. Februar

Nach Thomas' Tod ging es Dir gar nicht mehr gut. Du fingst an, Vergleiche zu ziehen. Du wolltest unbedingt bei der Beisetzung dabeisein und hast ständig davon gesprochen, daß der Krebs auch an Dir wieder nagen würde. Ich versuchte Dich zu beruhigen, indem ich Dir sagte, daß

Dein Knochen-CT im Januar nur eine Überbelastung Deines rechten Beines gezeigt hätte. Auch das Lungen-CT war im Dezember ohne Befund. Und doch hattest Du diese Unruhe. Erst nur ganz wenig, aber sie steigerte sich von Tag zu Tag. Am 12.Februar wolltest Du dann nach Gnoien zu Deinem Hausarzt. Du wolltest nur einmal das Bein röntgen lassen, um zu sehen, daß der Knochen noch nicht angefressen sei. Ich überzeugte Dich davon, daß es besser sei, zur Uni-Klinik zu fahren. Frau Doktor K. war auch sofort bereit, Dich ohne Anmeldung zu behandeln. Sie röntgte nicht nur Dein Bein, sondern auch die Lunge und entnahm eine Blutprobe. Du wolltest alleine mit Deinem schönen neuen Auto fahren. Deinen Bruder Robert nahmst Du mit. Am Nachmittag ward ihr beide wieder da. Ausgehungert wie die Wölfe und Du strahltest. Dein Bein sei in Ordnung und nun würdest Du auch wieder ruhiger werden.

Montag vor einer Woche bist Du zum „Idiotentest", wie Du die Eignungsprüfung vor dem neuen Lehrbeginn nanntest, nach Schwerin gefahren. Auch das hast Du mit „Eins" gemeistert. Ich war sehr stolz auf Dich! Du warst wieder so voller Optimismus. Freutest Dich auf Deine neue Lehre als Kommunikationstechniker.

Am Montag, dem 16. Februar, bat ich Dich, endlich in der Klinik anzurufen, um Deine restlichen Befunde zu erfragen. Was für ein Schock! Ein Schatten auf Deiner rechten Lunge!

Ich hoffte, daß es eine Lungenentzündung sei. Welch Ironie! Eltern, deren Kinder eine Lungenentzündung haben, wollen fast verzweifeln und ich bete zu Gott, daß es nur eine Lungenentzündung ist.
Du warst ebenfalls schockiert. Ich konnte Dir kaum in Deine so wunderschönen braunen Augen sehen. Aus ihnen sprach das blanke Entsetzen.
„Mutti“, sagtest Du, „ich habe ihn irgendwo im Knochen vermutet, nicht aber in der Lunge“. Frau Doktor. K. meinte am Telefon, Du solltest gleich am Dienstag wieder in die Klinik kommen, aber Du wolltest erst am Donnerstag. Dir fielen so viele Dinge ein, die Du unbedingt noch zu erledigen habest. Wir sprachen lange miteinander. Mir zu Liebe ließest Du Dich umstimmen und wolltest nun doch schon am Dienstag fahren. Ich fragte Dich, ob ich Dich begleiten solle, aber Du wolltest das alleine durchstehen. Papa überzeugte Dich, daß er Dich zur Klinik fahren würde, dann seinen Erledigungen in Rostock nachginge und Dich danach wieder abhole. Die Kontrastmittel würden Deine Fahrtüchtigkeit beeinflussen. Das sahst Du ein.

Dienstag, 17. Februar

Du bist mit Papa nach Rostock gefahren und ich muß hier bleiben.
Ich bin fast verzweifelt in meinen vier Wänden. Meine kleine Chopper, die ich gekauft hatte, als Du in der Klinik warst, um Dir Dein Lieblingsessen noch warm ans Bett bringen zu können - mit diesem kleinen Motorrad komme ich an jedem Stau vorbei -, will ich nicht fahren, weil ich viel zu aufgeregt bin. Also fahre ich in den Stall. Dort versuche ich, Papa über Handy zu erreichen, aber er hat wohl sein Telefon abgestellt. So ahne ich, daß er bei Dir geblieben ist. Auf der Station sagen sie, daß Du noch zu den Untersuchungen bist und ich es später versuchen solle. Ich hole mir meinen Schwarzen von der Koppel, putze und sattele ihn. Katrin sattelt sich Cora, den Schimmel, auf dem Du noch im September saßest. Wir reiten beide ins Gelände. Ich bin unruhig, weil das Telefon am Stall ist. Wir sind nach etwa einer halben Stunde zurück. Wieder ans Telefon! Ich stehe kurz vor einem Nervenzusammenbruch. Kein Handy ist an und auf der Station geht auch keiner an das Telefon. Es dauert mir alles viel zu lange! Ich ahne, daß sie dann doch größere Untersuchungen angeschlossen haben, und das bedeutete nichts Gutes. Ich fahre wieder nach Hause, weil ich die Nachricht, die ich befürchte, allein kriegen muß.
Immer und immer wieder wähle ich die selben

zwei Nummern, aber keiner geht ran. Dann rufe ich auf der Station IV an. Schwester Katrin ist so nett und läuft auf die Station V rüber, sie sagt mir, Du säßest ganz alleine dort und würdest nicht mit ihr reden wollen. Das Ganze zieht sich über anderthalb Stunden hin. Mir laufen die Tränen, meine Nerven sind zum Zerreißen gespannt. Ich bin mir jetzt ziemlich sicher, daß es keine Pneumonie (Lungenentzündung) ist.

Gegen halb zwei Uhr habe ich dann endlich Erfolg auf der Station V. Schwester Anegret holt Dich ans Telefon und Du erzählst mir, daß sie Dich gleich zum CT geschickt hätten und die Auswertung noch nicht vorliege. Also weiter warten. Papa läuft sicher wie ein Traumwandler auf der Station herum. Still sitzen kann er eh nicht, aber unter dieser Anspannung hat auch er stark zu kämpfen.

Viertel fünf dann das Urteil: ein 4 x 5 cm großes Rezidiv, eventuell von der Rippe in die Lunge übergreifend. Schwester Anegret hält das Telefon in das Arztzimmer, so daß ich alles mit anhören kann. Papa fragt nach einer Operation und einer erneuten Chemo-Therapie. Ich schreie: „Nur keine Quälereien mehr, ich will mein Kind sofort nach Hause haben!“ Papa versucht, mich zu beruhigen, und verspricht mir, Dich mit nach Hause zu bringen. Als der Hörer auf der Gabel liegt, bricht es aus mir heraus. Soviel Angst habe ich noch nie verspürt! Jede schlimme Nachricht hat uns fast die Beine weggehauen, aber wir hatten bisher immer noch eine Hoffnung, die Hoffnung auf Heilung. Aber jetzt...?! Ich falle in einen Weinkrampf, schreie und kann mich einfach nicht in den Griff kriegen. Wenn ich neben mir gestanden hätte, ich hätte mich nicht wiedererkannt. Jetzt ist der Satz gesagt, an den wir oft gedacht haben, aber nie wahrhaben wollten. Eine neue Metastase, Prognose sehr schlecht, verbleibende Zeit zwischen 3 und 6 Monaten. Wie hatte Thomas damals gesagt: „Ich habe die Arschkarte gezogen“.

Und nun hast Du sie. 18 Jahre jung, das ganze Leben noch vor Dir - und es soll alles vorbei sein. Was für ein Irrsinn! Welcher Gerechtigkeit soll man das zuordnen? Da läuft der größte Abschaum kerngesund durch die Gegend, hinterläßt Spuren der Verwüstung und der Schmerzen, und ein so perfekter junger Mann soll gehen! Wo gibt es diesen ach so gütigen Gott? Wo ist er mit seiner schützenden Hand? Alles Quatsch, alles Lug und Trug!
An was habe ich bloß die ganzen Jahre geglaubt?!
Ich denke, daß es ein Weiterleben nach dem Tod gibt, aber das hat ganz sicher nichts mit Gott zu tun. Nie wieder soll mir irgendeiner etwas über Gott erzählen!

Später sagtest Du mir, warum Du allein zur Untersuchung wolltest, daß Du es nicht ertragen würdest, wenn ich zu weinen anfinge. Diesmal wolltest Du mir schonend die grausame Nachricht überbringen.
Nachmittags kommen die Eltern von Thomas mit Dörte zu uns. Sie wissen, wie wir uns fühlen, und wollen Beistand leisten. Ihr beide seid gegen fünf wieder zu Hause. Du willst nur in Dein Auto und raus. Nach ungefähr zwei Stunden bist Du wieder da, ißt Dein Wunschessen, das Du beim Vater bestellt hattest, und sitzt dann bei uns im Wohnzimmer. Wir reden nur kurz über den Alptraum. In den zwei Stunden habest Du versucht, einen Gesprächspartner zu finden. Erst bist Du zu Frau Schulz in den Jugendclub gefahren, aber das Richtige ist das nicht. Du bist dann weiter nach Gnoien zu Axel. Aber der hat leider auch keine Zeit für Dich. Du sagst ihm nur, daß Du ihm Dein schönes neues Auto zeigen wollest. Es tut mir so weh, wie Du versucht hast, die Last mit jemandem zu teilen und keiner für Dich da war. Mit uns willst Du nicht reden. Hast Angst, daß wir es nicht verkraften, und Du würdest darunter dann noch mehr leiden. Außerdem meinst Du, daß Du gar nicht weißt, was Du denken sollst. Dein Leben soll noch in diesem Jahr zu Ende sein, und das sei eine beschissene Aussicht. Du hast zwei große Wünsche, die Du Dir erfüllen möchtest. Der eine ist bereits erfüllt.

Du fährst Deinen Ford Escord. Der Zweite ist die Liebe. Einmal noch die große Liebe kennen lernen!

Diesen Wunsch zu erfüllen ist schon sehr viel komplizierter. Es gibt Mädchen, die gerne mit Dir zusammen sein möchten, die Du aber nicht willst. Du sagtest immer, es sei unfair, sich mit ihnen einzulassen, weil Dein Herz nicht ihnen gehört. Du hast eine Herzdame und ihr habt Silvester auch schon ein bißchen Euren Gefühlen freien Lauf gelassen. Aber sie hat einen Freund und ihre Entscheidung sollte zum Fasching fallen. Ich wünsche Dir von ganzem Herzen Erfolg!

Donnerstag, 19. Februar

Du bist wieder stationär in der chirurgischen Klinik aufgenommen worden. Du liegst in einem 4-Bett-Zimmer. Es ist die gleiche Station, auf der Du schon im November 96 gelegen hattest. Sie sind hier mitten in der Sanierung. Die Sanitäranlagen sind aber schon komplett neu, was für mich immer sehr wichtig ist.

Freitag, 20. Februar

Heute wird bereits operiert. Du fragtest den operierenden Arzt, ob es möglich sei, die Metastase zu sehen. Du möchtest gern wissen, wie das Scheißding aussehe, das Dich umbrächte. Der Professor verprach Dir, ein Bild davon zu machen.

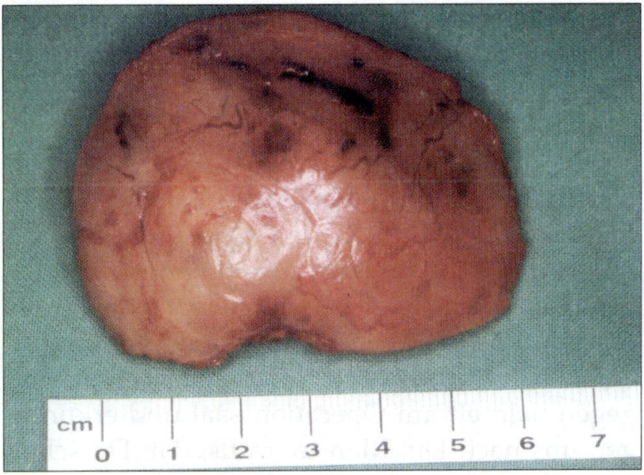

Die Metastase, die Dir im Februar 1998 entfernt wurde

Ich bin schon kurz nach 6.00 Uhr wieder auf der Station. Deine Zimmerkollegen schlafen noch. Du ziehst Dich an und kommst zu mir raus. Das paßt der Schwester nicht. Schließlich sollst Du gleich operiert werden, deswegen dürftest Du nicht auf dem Flur herumlaufen. Sie sagt Dir, daß Du duschen gehen und Dich dann wieder in Dein Bett legen sollst. Ich frage sie, ob ein Hocker in der Dusche stände, weil Du Prothesenträger seiest und im Stehen nicht Duschen könntest. Sie zuckt nur die Achseln und verschwindet im Schwesternzimmer. Nach dem Duschen frage ich Dich, ob der Hocker da gewesen sei. Du verneinst. War für Dich ein hartes Stück Arbeit, auf einem Bein bei den glatten Fliesen. Am liebsten hätte ich gleich wieder ein Faß aufgemacht, aber ich will Dich nicht unnütz aufregen. Wir sind einfach durch die onkologische Station in Rostock zu verwöhnt!

Kurz nach 7.00 Uhr wirst Du prämediziert (Beruhigungsmittel) und in den Operationssaal geschoben. Heidi, die eben gekommen ist, und ich begleiten Dich. Jetzt beginnt wieder das große Warten. Wir gehen in Heidis Kindergarten und versuchen dort die Zeit totzuschlagen. Wir sind gegen halb elf am Operationssaal und erkundigen uns nach Dir. Man sagt uns, daß Du schon im Aufwachraum liegst und wir zu Dir dürfen. Im Wachzimmer angelangt, bekommen wir Kittel und Schuhe und dürfen zu Dir. Du schläfst noch und ich versuche herauszukriegen, was denn nun gelaufen ist. Keiner kann mir etwas sagen, weil alle Ärzte noch im Operationsraum sind. Auf dem Anästhesiebogen erkenne ich die Operationsdauer: 90 Minuten. Das erscheint mir doch sehr kurz und ich bekomme sofort wieder Panik. Haben sie Dich vielleicht nur aufgeschnitten und gleich wieder zugenäht, weil sie mehr gefunden haben, als auf dem CT ersichtlich war? Du wirst langsam wach und klagst über Schmerzen. Dir werden neben Deiner Schmerzpumpe noch Schmerzmittel gespritzt, aber so richtig will es nicht wirken. Irgendwann fängst Du an, Witze zu erzählen und Lieder zu singen. Nun wissen wir, daß die Schmerzmittel wirken. Heidi weiß nicht, ob sie lachen oder weinen soll. Sie entscheidet sich schließlich fürs Weinen. Die Schwester kann gar nicht verstehen, was los ist. So etwas hat sie auch noch nicht erlebt. Du fragst sie, ob sie den Witz kenne: „Ein Mann geht einen Patienten am Krankenbett besuchen und erzählt ihm ständig etwas. Er wundert sich, daß der Kranke nicht antwortet. Daraufhin nimmt der Patient einen Zettel zur Hand und schreibt darauf: Du stehst auf meinem Sauerstoffschlauch". Dann fängst Du plötzlich an zu röcheln und die Schwester schaut ganz entsetzt auf ihre Füße, weil dort Dein Sauerstoffschlauch hängt. Du feixt herzhaft. Dann beginnst Du zu singen. Du arbeitest Dein ganzes Repertoire ab, angefangen bei „Lola" über „Es gibt kein Bier auf Hawaii" bis zur ostdeutschen Nationalhymne, einfach alles, was Dir einfällt. Du willst nicht wieder schlafen. Ich frage Dich, ob ich kurz raus könne. Ich habe noch nichts gegessen oder getrunken und merke doch, daß mein Körper sein Recht verlangt. In den zwanzig Minuten, die ich weg bin, sagst Du Heidi, daß sie, wenn Du nicht mehr bist, auf mich aufpassen soll. Du, der Du weißt, daß es kaum noch eine Überlebenschance gibt, sorgst Dich um Deine Mutti. Was bist Du für ein starker, toller junger Mann!

Oberarzt Baumbach sorgt dafür, daß wir wieder ein 2-Bett-Zimmer bekommen. Das sollte zwar erst nicht sein, wird dann aber doch möglich gemacht, weil Du darauf bestanden hast.

Samstag, 21. Februar

Morgens löst Heidi mich ab, damit ich kurz nach Hause kann. Ich hatte schließlich keine Sachen mitgebracht. Wir haben angenommen, daß Du wieder auf der Intensivstation bleiben müßtest. Ich zog mir in der Nacht Sachen von Dir an, aber die Lösung war es ja nicht. Als ich einige Stunden später wieder bei Euch bin, sieht Heidi völlig verweint aus und Du bist auch total durch den Wind. Du hast Dir die Schmerzpumpe abnehmen lassen. Du willst nicht noch einmal von dem Schmerzmittel abhängig werden. Nun sind die Schmerzen aber doch größer, als Du erwartet hast. Die Schwester hat Euch ständig vertröstet und gemeint, daß die Ärzte zur Zeit im Operationssaal seien. Ich gehe sofort zu der Schwester und rate ihr, entweder innerhalb von fünf Minuten einen Arzt zu Dir zu schicken, oder ich würde mir die Ärzte aus der Onkologie rüber holen. Sie meint, daß ich das nicht dürfe. Doch ich erwidere ihr nur, daß es für uns jetzt keine Gesetze mehr gebe, nach denen wir uns zu richten hätten. Wir seien Besseres von der Onkologie gewöhnt. Wenn dort jemand einen Arzt verlange, dann stünde er einem auch binnen weniger Minuten zur Verfügung. Oh, welch ein Wunder! Kurze Zeit später hast Du Deine Schmerzpumpe

wieder und behältst sie auch, bis die beiden Lungendrainagen gezogen werden.
Von heute an habe ich meinen Namen auf der Station weg: „Die Hyäne mit ihrem Kind", heißt es immer, wenn irgendwelche Verordnungen angesagt sind. Eine liebe Schwester verrät es uns.

Zu Hause wurde in der Zwischenzeit Dein Wasserbett aufgebaut. Eveline stellte es uns zur Verfügung. Ich fragte Dich, ob Du es haben möchtest, da es Chrischi gehörte. Du wolltest und später zeigte es seine großen Vorteile.

Mittwoch, 25. Februar

Du bist heute wieder auf die Onkologie verlegt worden. Du bekommst das selbe Zimmer, in dem Du bereits im November 1996 gelegen hast. Es ist sehr schlimm für Dich. Die ganzen schrecklichen Erinnerungen holen Dich ein. Sie haben uns alleine gelassen, weil sie sahen, daß wir nicht gut drauf sind. Du liegst in meinen Armen und weinst bitterlich. Der Gedanke, daß die ganze Tortur wieder von vorn beginnen soll, überfordert Dich total. Ich habe das schon auf der Chirurgie gemerkt. Du bist einfach nicht wieder hoch gekommen. Dir fehlt der Optimismus für Deine Zukunft. Du bist nach der zweiten Lungenoperation ausgepowert. Immer und immer wieder versuche ich, Dich im Bett hinzusetzen, Deine Beine aus dem Bett baumeln zu lassen, damit Dein Kreislauf in Schwung kommt und auch etwas für die Thromboseprophylaxe getan werden kann. Aber Du willst einfach nicht. Erst als ich Dir drohe, nach Hause zu fahren, weil ich mir das Elend Deines Sterbens nicht mit ansehen wolle, bist Du wieder bereit, mitzuarbeiten. Dann kommt der Moment, den ich immer noch nicht so richtig nachvollziehen kann. Es beschäftigt mich und bewegt mich sehr. Ich kann auch mit keinem darüber reden, weil sie Dich und mich für verrückt halten würden. Nachdem ich Dich dazu bewegt habe, wieder aktiv an Deiner Genesung mitzuarbeiten, erzählst Du mir eigenartige Sachen. Vielleicht werde ich nie erfahren, ob es wirklich so war oder ob es die Medikamente sind. Vielleicht kann ich Dich irgendwann einmal danach fragen. Wenn Du dann immer noch etwas davon weißt, ist klar, daß es keine durch Medikamente hervorgerufenen Halluzinationen sind. Ich habe schon mehrfach festgestellt, daß Du Dich mit jemandem unterhältst, wenn ich nicht im Zimmer bin. Auch kommt es vor, daß ich nachts von Deinen Gesprächen wach werde, und wenn ich Dich dann fragte, was los sei, antwortest Du: „Ach Mutti, jetzt hast Du ihn verscheucht". „Wen denn?", frage ich darauf. „Na den, der mich immer besuchen kommt, wenn Du mal draußen bist. Er massiert mir den Rücken, ohne daß ich mich umdrehen muß, und er gibt mir ein Gefühl der Ruhe". Ich frage Dich dann, wie er aussehe und ob Du ihn kennst. Aber das verneintest Du. Du sagst: „Er ist weiß gekleidet, aber das Gesicht kann ich nicht erkennen. Ich weiß auch nicht, ob es ein Mann oder eine Frau ist". Wenn ich Dich waschen wollte und Dich dazu auszog, hast Du immer gesagt, ich solle Dich zudecken, weil Du beobachtet würdest. Ich finde das im Moment gar nicht komisch, zumal mir Evelyne erzählte, daß Thomas diese Gestalt auch gesehen habe. Nur, bei ihm sei er schwarz gekleidet gewesen. Das beruhigte mich doch etwas. Wenn Thomas' Erscheinung schwarz gekleidet war und auf seinen baldigen Tod hingewiesen hatte, dann haben wir bei Deiner weißen Gestalt vielleicht doch noch Hoffnung?!

Wir haben über viele Sachen gesprochen. Auch kam der Wunsch nach Deiner ersten großen Liebe wieder auf. Den Faschingstermin konntest Du nicht einhalten, da Du wieder auf Station lagst. Ich sagte Dir, daß ich Dir den Wunsch nach der wahren, großen Liebe leider nicht erfüllen könne, aber sollte es Dir um das erste Mal Sex gehen, würde ich Dir das schönste Mädel holen, das Dir die perfekte Kunst des Liebens beibringen würde. Aber dies hätte nichts mit der Liebe des Herzens zu tun. Du sagtest, daß Du auf mein Angebot zurückkommen würdest, solltest Du es nicht aus eigener Kraft schaffen...

Jetzt sind wir also wieder da, wo wir am Anfang standen. Nur die Hoffnung auf Heilung ist um ein Vielfaches geringer geworden.
Ich weiß nicht, wie lange wir so gesessen haben, bis Du sagst, daß Du etwas gegen die Schmerzen haben möchtest. Schwester Jutta bringt Dir sofort etwas. Hier müssen wir nicht stundenlang warten. Frau Doktor H. ist sofort da und spricht mit Dir über die Schmerzindikation. Ich merke, daß Du ruhiger wirst. Hier bist Du irgendwie zu Hause und wirst nach allen Regeln der Kunst betreut. Schwester Jutta ordnet in ihrer wirklich lieben Art an, daß Du jetzt ein wenig Mittagsschlaf halten sollst, und gönnt mir eine Tasse Kaffee und eine Zigarette. Nach zwanzig Minuten meinst Du, daß ich genug ungesundes Zeug getan hätte und ich Dir wieder Gesellschaft leisten solle. Am Abend fahre ich nach Hause und schlafe zum ersten Mal seit Tagen wieder in meinem eigenen Bett.

Mittwoch, 4. März

Es ging Dir von Tag zu Tag besser und wir besprachen, was denn nun weiter werden solle. Du meintest, Dich erst entscheiden zu können, wenn ein aktuelles Skelett-CT vorliege. Dieses kann hundertprozentig darüber Aufschluß geben, ob sich weitere Knochenmetastasen angesiedelt haben oder nicht. Am Wochenende durftest Du nach Hause, um am Montag, den 2. März, wieder auf die Station zu gehen. Gestern wurde das Skelett-CT gemacht. Den Befund erhielten wir noch am selben Tag. Keine ossären Metastasen.

Heute begann der Einstieg in die Chemo-Hochdosis. Das Ifosfamid hast Du schon während der 1. Chemo-Therapie bekommen. Allerdings in Verbindung mit Cysplatin. Es ging Dir bei dieser Anwendung immer sehr, sehr schlecht. Für mich ist nur verständlich, daß Du Angst hattest. Frau Doktor H. versprach Dir ein Schlafmittel. Du hast es auch genommen.

Donnerstag, 5. März

Heute habe ich Dich nicht wach bekommen. Wenn Du mal kurzzeitig ansprechbar bist, lallst Du nur herum und schwindlig ist Dir auch. Du beschließt, das Schlafmittel wegzulassen. Zu allem Unglück müssen wir dann feststellen, daß es Dir „bombastisch" geht. Keinerlei Bauchweh, keine Übelkeit oder Erbrechen. Es ist ein sehr schlechtes Zeichen, wenn der Körper nicht auf die Chemo-Therapie reagiert.

Mittwoch, 22. April

Nach dem zweiten Chemo-Therapieblock hast Du immer noch Deine Haare gehabt und Dein Appetit war auch ungebrochen. Du stelltest dann selber fest, daß das alles nichts mehr bringen würde und Du die Zeit, die Dir bleibt, lieber zu Hause verbringen möchtest. Wir rieten Dir wenigstens noch zu einem dritten Block, dann hättest Du Bergfest, und drei Blöcke sind besser als zwei.

Du bist ein Versuchsobjekt für die medizinische Forschung! So kann Dir auch keiner sagen, ob Dir die drei Blöcke reichen oder nicht. Keiner weiß etwas über die Wirkung in dieser Dosis, also kann man Dir auch weder zu- noch abraten. Nur die Nebenwirkungen sind enorm, was wir dann auch feststellen müssen. Deine Nieren arbeiten nicht mehr. Über Nacht haben sich zwei bis drei Liter Wasser in Deinem Körper angesammelt, die Du nur mit Hilfe von Medikamenten wieder loswerden kannst. Es ist gut, daß Du Dich für den Abbruch entschieden hast. Was nützt es, wenn der Krebs zwar ruhiggestellt, Du aber ein Dialysepatient wirst?!

Am 15. April gingst Du zu letzten Chemo-Therapie. Dieses Mal war der Widerwille nicht so groß, weil Du ja wußtest, es ist das letzte Mal. Du sagtest: „Mutti, schneiden lasse ich an mir, solange es die passenden Ersatzteile für mich gibt, aber Chemo-Therapie mache ich nie wieder mit!“

Heute habe ich Dich nach Hause geholt. Du fühlst Dich etwas schwach, bist aber doch gut gelaunt und voller Freude auf die Geburtstagsfeier bei Heidi.
Das Allerschönste und die größte Freude ist, daß Deine Dana zu Hause auf Dich wartet!

Ihr habt Silvester etwas getrudelt und im Februar war es dann soweit. Als Dana von Deinem erneuten Ausbruch der Krankheit gehört hatte, war sie natürlich hin und her gerissen. Du erzähltest in der Chirurgie viel über Dana. Auch daß Du nicht wüßtest, wie Du es anfangen sollst, da sie sich ja bis zum Fasching entschieden haben wollte. Nun lagst Du zum Fasching aber frisch operiert im Krankenhaus, und Dana erfuhr erst später davon. Ich sagte Dir, daß Du keine Zeit mehr zu verschenken habest und sie vor vollendete Tatsachen stellen müssest. Entweder sie wollte Dich sofort oder gar nicht. Gesagt, getan. Du kamst das erste Wochenende nach Deiner Operation heim und riefst Dana an. Sie sagte, Du sollest um 20.00 Uhr bei ihr sein. Da Du auch ein sehr pünktlichkeitsliebender Mensch bist, standest Du schon 19.45 Uhr vor ihrer Tür. Dana war gerade aus der Wanne und mußte sich erstmal anziehen. Du hast Dich zu Frau Schulz in die Küche gesetzt. Wir waren den Abend bei Voits und Du kamst kurze Zeit später hinzu. Deine Augen sagten nichts Gutes aus, aber ich traute mich nicht zu fragen. Ich sagte Dir damals aber auch, daß ein Korb leider zum Leben dazu gehört und man diesen in seine Überlegungen mit einbeziehen muß. Es sah so aus, als sei genau das passiert. Ich hätte Dich so gerne in den Arm genommen und getröstet, aber da waren ja noch Voits und Hendsliks. Zu Hause erzähltest Du dann, daß Du Dana alles das mitgeteilt hättest, was ich gesagt hatte. Ohne viel Worte warst Du auf den Punkt gekommen und erwartest nun die Antwort. Dana stand wie vom Donner getroffen. Solch Offenheit hätte sie in ihren 21 Jahren noch nicht erlebt, sagte sie später einmal. Sie antwortete Dir, daß sie überrascht sei und nun erstmal zu Anett wolle. Du dachtest, es sei ihre Schwester, dabei ging sie nur eine Haustür weiter, zur Freundin. Irgendwie hattest Du das alles mißverstanden und warst doll traurig.

Am nächsten Abend saß ich im Wohnzimmer. Die Haustür wurde geöffnet und ich hörte fremde Stimmen. Du schautest kurz rein und strahltest wie ein Honigkuchen. In der Sekunde streckte auch sie ihren Kopf durch die Tür. Wir saßen noch sehr lange und haben über viele Sachen gesprochen. Das war die erste Nacht, die sie bei Dir verbrachte. Dein Schamgefühl hast Du wohl gut unter Kontrolle gebracht.

Thomas erzählte einmal, daß er Wochen brauchte, bis er sich Dörte ohne Prothese zeigen konnte. Damals sagtest Du, daß Du diese wertvolle Zeit bestimmt nicht vergeuden würdest. Und genauso war es. Ihr erzähltet, daß Dana mit dem Rücken zur Tür stand und Du Dich hinter ihr ausgezogen hättest. Dann klopftest Du ihr auf die Schulter und sagtest. „Das bin ich, so sieht es aus". Dana dachte erst, daß das Bein wohl schrecklich aussehen würde, aber als sie sich das Ganze richtig betrachtete, fand sie es gar nicht so schlimm.
„Ich finde das Bein eher lustig, aber bestimmt nicht eklig", meinte sie liebevoll.

Montag, 11. Mai

Der 22. April war wirklich ein ganz besonderer Tag. Dich erfüllte Glück über Deine Heimkehr, und doch war da die Angst vor dem Ungewissen. Du bist mit Dana von einer Party zur nächsten gezogen, weil Du einfach nicht genug bekommen konntest. Alles setztest Du auf eine Karte, und solange keiner höher pokerte, genossest Du das Leben in vollen Zügen.
Irgendwann in dieser Zeit wolltest Du erneut ein CT des Thorax anfertigen lassen.
Gleich als Du nach Hause kamst, fragte ich nach den Untersuchungsergebnissen. Du sagtest, Du wüßtest es nicht. Sie hätten Dir nichts gesagt und

Du sollest Dich melden. Eigenartig, sonst wurde Dir immer sofort gesagt, ob etwas zu sehen sei oder nicht. Jetzt müssen wir wieder tagelang warten und mit dieser Angst leben.

Freitag, 15. Mai

Ich muß heute zum Arzt, weil ich Halsschmerzen habe und morgen eigentlich singen soll. Als ich nach der Behandlung wieder an der Anmeldung stehe, um mein Rezept ausdrucken zu lassen, sehe ich Dich draußen im Auto sitzen. „Da ist mein Kind", sage ich zur Schwester. Als sie sich umdreht, bist Du aber schon wieder weg. „Komisch", sage ich, „er hat doch mein Auto gesehen. Warum kommt er nicht rein?" In diesem Moment sackt in mir etwas zusammen. Ich greife nach dem Rezept und laufe zum Auto. 'Mit Vollgas nach Hause!' ist alles, was ich denken kann. 'Hoffentlich ist Martin daheim. Er wird sich doch nichts antun?'

Dein Auto steht auf unserem Gehöft. Ich finde Dich in der Küche, kreidebleich, mit völlig verweinten Augen. Du mußt mir gar nichts mehr sagen. Ich will es auch gar nicht hören.
Du hast heute in der Klinik angerufen und Frau Doktor H. hat Dir in Ihrer leider manchmal sehr burschikosen Art erzählt, daß nun keinerlei Chancen mehr bestehen. Deine Lunge ist voller

Metastasen. Auch eine Operation kann nicht mehr helfen. Genaueres weißt Du nicht, weil Du den Hörer einfach auf die Gabel geknallt hast. Jetzt haben wir endgültig den Boden unter den Füßen verloren! Ich muß wieder in diese traurigen Augen sehen, die eine einzige Frage sind. Eine Frage, die ich nicht mehr beantworten kann. Eine Frage, die kein Kind seiner Mama stellen dürfte. Welch harten, grausamen und schmerzvollen Kampf hast Du gekämpft - und nun sollst Du ihn doch verloren haben? Du hast Dich - wie immer - schneller gefaßt als ich. Heidi und Karli haben Urlaub. Du willst Karli bei der Wärmeisolierung helfen. Ich bat Dich, mir Heidi zu schicken. Ich glaube, ich kann es nicht mehr alleine ertragen. Mein Herz ist schwer, mein Verstand faßt es nicht und die Angst frißt mich auf. Heidi kommt gut gelaunt hier an. Du hast ihr nichts erzählt. Sie hat Dich zwar gefragt, was los sei, aber Du hast nur geantwortet: „Geh zu ihr, sie wird es dir erzählen". Heidi sagt, Du warst total ruhig und hattest ein Lächeln im Gesicht. Nach dem Gespräch mit Heidi werde ich endlich ruhiger und vermag meine Gedanken zu sortieren.

Das kann es einfach nicht gewesen sein! Da kommt jemand daher und sagt: „Das war's und Tschüß!" Nicht mit mir und schon gar nicht mit meinem Sohn! Wenn die deutschen Ärzte ihn einfach aufgeben können - ich kann es nicht! Irgendwo auf dieser großen, weiten Welt muß es einen geben, der noch helfen kann. Ich habe mir in den vergangenen Monaten verschiedene Bücher über die Diagnose „Krebs“ gekauft. Großmutti hatte mir auch das Buch „Die Kunst vom Heilen“ besorgt. Ich erinnere mich an eine bestimmte Stelle, die ich jetzt brauche, lese und lese, bis ich endlich die Seiten über den Arzt Dugarow wiederfinde.

In der Zwischenzeit ist auch Karola hier. Deine ehemalige Englischlehrerin rufe ich an und frage sie, ob sie dolmetschen könne. Sie bietet mir sofort ihre Hilfe an. Ich telefoniere dann mit der Krankenkasse, mit dem Arbeitsamt und mit der Auskunft. Endlich habe ich eine Telefonnummer in Italien. Der Arzt dort gibt mir die Telefonnummer von Herrn Dugarow. Er ist ein tibetanischer Mönch, der sich auf die Kunst des Heilens spezialisiert hat. Er sammelt, trocknet und verarbeitet seine Kräuter noch alle selber.

Der Krankenkasse faxe ich die Seiten aus dem Buch über Herrn Dugarow. Ich hoffe auf finanzielle Unterstützung. Das Arbeitsamt frage ich, ob es Möglichkeiten gibt, mir einen Dolmetscher für Russisch zur Verfügung zu stellen. Die Kollegin dort sagt mir, daß sie so etwas noch nie gehört habe, aber sie wolle sich erkundigen. Da es Freitag ist, kann die nette Dame am Telefon leider

nichts mehr erreichen. Sie setzt sich aber trotzdem noch mit Rostock in Verbindung. An dieser Stelle möchte ich mich ganz herzlich bei Frau R. vom Arbeitsamt Teterow bedanken. Sie hat wirklich alles versucht, auch wenn sie mir am Nachmittag eine Absage erteilen mußte. Ich weiß aber, daß sie es möglich gemacht hätte, wenn es nicht diese oder jene Bestimmung gäbe...
Frau Kohlwey, Karola und ich versuchen stundenlang die Nummer in Ulan Ude zu erreichen. Von der Fernauskunft erfahren wir, daß wir 6 Stunden Zeitdifferenz zu dieser Region haben. Eine Telefonauskunft, wie wir sie kennen, gebe es dort nicht. Dann stellt sich heraus, daß die Nummer, die ich aus Italien erhalten habe, nicht stimmen kann. Wir trennen uns und ich sitze total verzweifelt zu Hause. Die Zeit läuft mir davon! Aber wo soll man Freitagabend noch etwas erreichen?

Du bist mit Dana nach Friedrichstal gefahren. Dort wohnen Eure Freunde Peter und Manuela. Dort kann ich Dich über Peters Eltern jederzeit anrufen.
Ich grübele, wie ich an diese verflixte Telefonnummer von Herrn Dugarow kommen soll. Da fällt mir plötzlich der Autor des Buches ein: Franz Reichle aus Zürich. Dessen Telefonnummer bekomme ich sofort über die Fernauskunft. Ich versuche, mit ihm Verbindung aufzuneh-

men, habe aber leider nur den Anrufbeantworter dran. Der verrät mir eine Faxnummer. Ich schreibe kurzerhand einen Brief, in dem ich von Deinem ganzen Elend berichte und eindringlich um die Telefonnummer des Herrn Dugarow bitte.
Karola und ich holen das Faxgerät aus ihrem Büro. So kann ich jetzt alles von zu Hause aus erledigen und bin auch ständig erreichbar.
Zu Hause faxe ich den Brief an Herrn Reichle und hoffe sehnsüchtig auf Antwort. Um 22.52 Uhr erhalte ich diese. Ich erfahre, daß sich Herr Dugarow zur Zeit in Moskau aufhält. Leider wisse Herr Reichle jedoch nicht die Moskauer Nummer, könne mir aber den Privatanschluß in Tibet nennen. Mir fällt wieder die Zeitverschiebung ein und wir entschließen uns, Frau Dugarow jetzt nicht aus dem Bett zu klingeln. Karola und ihr Mann Eiko gehen nach Hause, ich falle in mein Bett.

Samstag, 16. Mai

Um fünf Uhr in der Frühe klingelt mein Telefon. Karola erzählt mir, daß ihre Schwägerin schon bei Frau Dugarow in Ulan Ude angerufen habe. Ihre Schwägerin hat 5 Jahre in Moskau studiert und kann daher perfekt Russisch.
Du, mein Engel, hast nicht die leiseste Ahnung, was bei uns zu Hause los ist.
Frau Dugarow hat gesagt, daß wir um neun Uhr

deutscher Zeit in Moskau anrufen sollen. Sie wolle ihrem Mann bescheid sagen, damit wir dann persönlich mit ihm reden können.
Ich hole mir Frau Kohlwey wieder und bitte sie, für mich in Moskau anzurufen. Nachdem die Verbindung steht, spricht sie erst Englisch, dann Russisch und plötzlich Deutsch. Sie gibt mir den Telefonhörer in die Hand und sagt, es sei ein Dolmetscher dran, der zwischen mir und Herrn Dugarow vermitteln werde. Der Herr, mit dem ich spreche, heißt Herr Martin. Er sagt mir, daß Herr Dugarow neben ihm sitze und er alles übersetze, was ich nun sagen würde. Ich erzähle über Dein schreckliches Schicksal und frage, ob er noch helfen könne.
Herr Dugarow antwortet, daß er kein Wunderdoktor sei, aber Medikamente für Dich zusammenstellen wolle und sie Herrn Martin mitgeben würde. Ich bin überglücklich, daß wir nicht nach Moskau müssen. Das wäre ziemlich kompliziert!
Bevor die Verbindung nach Moskau stand, habe ich versucht, ein Visum für Dich und mich zu bekommen. Ich rief in der deutschen Botschaft in Moskau an, um zu erfahren, wie ich dies anstellen solle. Es war ein sehr netter Herr am Telefon. Er gab mir die Telefonnummern von den Botschaften in Rostock und Berlin. Falls die mir nicht weiterhelfen könnten, solle ich ihn wieder anrufen. In Rostock meldete sich nur der Anrufbeantworter mit Faxnummer. Also schickte ich

wieder ein Fax hin. In Berlin hatte ich mehr Glück. Dort sprach ich mit dem Diplomaten Surgajew. Ich hoffe, er verzeiht mir, falls sein Name nicht richtig geschrieben ist. Das Gespräch mit ihm tat meinen gebeutelten Nerven recht gut. Seine Stimme wirkte sofort beruhigend auf mich. Zeitnot und Hektik spielten keine Rolle mehr. Er arrangierte das Unmögliche. Ich gab ihm meine Nummer und wartete gespannt auf den Rückruf. In der Zwischenzeit ließ ich mir alle Bahnverbindungen von Rostock nach Moskau ausdrucken. Weil Deine Lunge voller Metastasen ist, wollte ich nicht mit Dir fliegen.

Auch die Botschaft in Moskau hatte sich angeboten, ein Visum für Dich und mich zu besorgen. Der nette Herr am Telefon in Moskau meinte sogar: „Wenn Deutschland es nicht fertig brächte, würde er uns an der Grenze mit den Visa erwarten". Da soll uns einer sagen, es gäbe keine Nächstenliebe! Wahrscheinlich sind nur die Deutschen so stur und herzlos. Aber Gott sei Dank haben wir ja auch hier wundervolle Ausnahmen gefunden.

Es dauerte nicht lange, und mein Telefon klingelte wieder. Ein Mann von der russischen Botschaft stellte sich mir vor. Er sagte mir, daß er sich mit der Visastelle in Berlin in Verbindung setzen würde, ich aber eine Einladung von

Herrn Dugarow brauche, die dieser mir unbedingt noch faxen müsse. Ich gab ihm unsere ganzen Daten durch und er sagte zum Abschluß, daß unsere Visa um 17.00 Uhr in Berlin-Zehlendorf abgeholt werden könnten.
Ich hätte sie alle umarmen mögen! Welch liebe und wundervolle Menschen! Eine solche Mentalität gibt es wohl nur bei den Russen. Ich kann mich nicht genug bei all den vielen Helfern bedanken!

Jetzt war es Zeit, Dich zu verständigen, damit Du Dich auf den Heimweg machtest. Um 18.31 Uhr soll der Zug von Rostock abfahren. Ich rief also Peters Eltern an. Die Mutter mußte erst nach Garz fahren, um Dir sagen zu können, daß Du mich sofort zurückrufen sollest. Es waren noch keine vierundzwanzig Stunden vergangen und alles war geregelt. Du riefst ungefähr eine Stunde später bei mir an. Peters Mutti mußte Euch wach klingeln, da es ja noch früh am Morgen war. Ich erzählte Dir kurz den neusten Stand der Dinge und bat Dich, sofort nach Hause zu kommen, weil der Zug heute Abend mit uns nach Moskau fahren sollte. Morgen um 6.47 Uhr würden wir in Moskau sein.

Als ich Herrn Dugarow um die Einladung bat, sagte er, daß er Dich nicht sehen müsse. Ich hätte so ausführlich über alle medizinischen Details

berichtet, daß er auf Grund dessen die Medikamente zusammenstellen könne.
Ich rufe Dich sofort wieder in Friedrichstal an, aber Du bist bereits seit dreißig Minuten vom Hof.
Herr Martin gibt mir dann noch die Ankunftszeit des Flugzeuges und seine Adresse in B., wo wir die Medikamente am 17. Mai abholen können.
Abends kommt Papa nach Hause. Jetzt können wir morgen zu zweit Deine Medikamente holen.

Sonntag, 17. Mai

Eine unendliche Strecke ist es bis nach B., stellen wir fest. Morgens um sechs fahren wir los, kommen gegen sechzehn Uhr an und fahren eine Stunde später wieder nach Hause. Jetzt habe ich erst erfahren, daß Herr Martin auch ein Patient ist, der zum ersten Mal bei Herrn Dugarow war. Er hat ihn ebenfalls über das Buch kennengelernt. Wir haben uns bei einem Kaffee und Gebäck unterhalten, dann geht es Richtung Heimat. Nachts, irgendwann nach ein Uhr, sind wir wieder zu Hause.
Die kleinen Tütchen, in denen die Medikamente eingewickelt sind, und der Brief, von Herrn Martin übersetzt, sind nun bei uns. Familie Martin hatte uns von ihren wochenlangen Versuchen erzählt, mit Herrn Dugarow Verbindung aufzunehmen. Er ist einzigartig und deshalb sehr be-

gehrt. In der ganzen Welt hat er seine Patienten und hilft ihnen mit selbst gesammelten Kräutern so gut er kann. Schade, daß wir erst so spät von ihm gelesen haben. Vielleicht wäre es nicht soweit gekommen, wenn wir diese Medikamente von Anfang an gehabt hätten. „Wenn" und „aber" helfen uns jetzt nicht weiter. Wir beginnen eine ganz neue Therapie und ich will hoffen, daß sie von Erfolg gekrönt wird.

Als Papa und ich total geschafft, aber dennoch überglücklich zu Hause ankommen, hast Du voller Ungeduld auf uns gewartet. Du willst alles ganz genau wissen und wir erzählen bis ins Kleinste. Die Übermüdung machte sich dann jedoch bei uns schlagartig bemerkbar und wir vertrösteten Dich auf angenehmere Morgenstunden.

Montag, 18. Mai

Zum Frühstück erzählen wir Dir alles, was Du noch wissen willst. Mit der Einnahme der Medikamente sind auch Änderungen der Lebensgewohnheiten verbunden. Ein genauer Zeitplan ist einzuhalten.

Donnerstag, 2. Juli

In den ersten fünfundzwanzig Tagen mußtest Du die Kräuter dreimal täglich nehmen, zweimal als Tee gekocht und einmal pur mit einem Glas abgekochten Wassers, an den nächsten fünfundzwanzig Tagen nur zweimal täglich, einmal als Tee und einmal pur. Außerdem solltest Du vor der Einnahme und danach eine gewisse Zeit nüchtern bleiben. Diese Zeiten, in denen Du nicht essen und nicht trinken darfst, fallen Dir mitunter sehr schwer. Du hast neuerdings einen Appetit, daß es eine wahre Pracht ist, Dir zuzusehen.

In der zweiten Woche hattest Du leichte Nebenwirkungen, Schwindelgefühl und Übelkeit.
Onkel Peter flog nach Moskau, um Nachschub zu holen, und brachte auch für die Familie Martin die Medikamente mit.
Das ergab sich auf der goldenen Hochzeit meiner Eltern, Deiner Großeltern. Dort erzählte mir Gudrun, daß Irmgard meinte, Peter wäre uns eine große Hilfe, da er ebenfalls in Moskau studiert habe und sich perfekt mit Herrn Dugarow unterhalten wie auch alles Geschriebene übersetzen könnte. Da hat man in der eigenen Familie ein Sprachgenie und kommt nicht drauf!
Jedenfalls lief die ganze Organisation der Medikamentenbeschaffung etwas durcheinander, und so fielen mir die Worte von Gudrun wieder ein. Ich rief also in Berlin - Strausberg an und erzählte von meiner Pleite. Denn eigentlich sollten die Medikamente schon in Deutschland sein, aber irgendwie hatte der Transport nicht geklappt. Einer in unserer Kette wurde krank, und schon fiel alles wie ein Kartenhaus zusammen.

Herrn Martin ging es in letzter Zeit nicht so gut. Er mußte ins Krankenhaus. Du dagegen strotzt vor Gesundheit. Dein Leben genießt Du in vollen Zügen. Es ist eine Pracht, Dich anzusehen. Deine Haare wachsen wieder. Dana versuchte blonde Strähnchen auf diesen Igel zu bringen, aber Deine Ungeduld ließ sie leicht rötlich werden. Du konntest mal wieder die Zeit des Auswaschens nicht abwarten. Aber da Du von Natur aus ein sehr gut aussehender junger Mann bist, kann Dich so was auch nicht entstellen.
Jedenfalls mußte Peter sich kurzfristig ein Visum und einen Reisepaß besorgen. Heute fliegt er nach Moskau, morgen wieder zurück. Ich fahre zu Gudrun, Peters Frau. Wir haben uns bis zur goldenen Hochzeit Deiner Großeltern nicht mehr gesehen und schon gar nicht ausführlich miteinander gesprochen. Das holen wir jetzt gründlich nach. Bis Nachts um ein Uhr sprechen wir über Gott und die Welt. Natürlich bist Du das Hauptthema. Gudrun will wissen, wie alles begann und was in den vielen Monaten mit Dir, mit uns passierte. Es ist ein wunderschöner Abend.

Freitag, 3. Juli

Wir warten gespannt auf Peters Rückkehr. Gudrun ruft den Flughafen an und fragt nach der genauen Ankunftszeit der Maschine. Als Peter kommt, ist er total kaputt. Er konnte sich kein

Zimmer in Moskau nehmen, weil alles ziemlich teuer ist. So saß er die Nacht auf dem Flughafen, bis sein Flugzeug früh zurück nach Berlin-Schönefeld flog. Kaum ist er zu Hause angekommen, berichtet er kurz über das Geschehene, ruft nochmal in Ulan Ude an, um von Herrn Dugarow die genaue Einnahme der Kräuter zu erfragen. Dann setze ich mich ins Auto und fahre nach Hause. Gegen vier Uhr habe ich es geschafft und um fünf Uhr sollst Du zum ersten Mal wieder Deinen Tee trinken.

Von Deiner Krankenkasse haben wir den Bescheid bekommen, daß sie sich an den Unkosten für die Kräuterkur beteiligen wolle. Das hat uns sehr gefreut, denn Du nimmst diese Kräuter nun bereits zwei Monate. Dazu kommt, daß die Kräuter in Deutschland nicht erhältlich sind. Ein Witz, wenn man an die Nachrichten von heute denkt.

Da überlegen doch tatsächlich die Politiker allen Ernstes, ob sie Viagra auf Rezept ausgeben wollen, nur damit die Männer einen hoch kriegen! Du wirst einfach aufgegeben, nur weil die Pharmaindustrie Angst um ihren Profit hat, wenn diese Kräuter auf den Markt kommen würden. Ein Hohn, nicht wahr?! Für das Vergnügen werden Millionen, ja Milliarden ausgegeben, aber für ein Menschenleben ist jede Mark zuviel. Wo leben wir nur? Nennt man das wirklich Sozial-

staat? Ich kann Dir und mir darauf wirklich keine Antwort geben.
Eines weiß ich aber ganz genau: die Erzeugnisse wie Padma, die es in der Schweiz schon zu kaufen gibt, oder die Kräuter des Herrn Dugarow können einem Menschen wie Dir das Leben geben. Ohne Leben hilft auch ein Viagra nicht mehr. Was ist also wichtiger? Oh Gott, für welchen Schwachsinn diese Forschungsgelder rausgeschmissen werden!

Ach, Liebling, Du hast wundervolle Wochen, ja Monate gehabt. Herr Dugarow hat Dir neue Hoffnung gegeben. Er hat Deinen Willen wieder gekräftigt, erneut gegen diese heimtückische Krankheit anzukämpfen, und er hat das Leuchten in Deine Augen zurückgebracht. Wie lange es auch immer dauern wird, ich bin ihm unendlich dankbar und stehe tief in seiner Schuld. Jeder Tag ist ein Geschenk! Nehmen wir Thomas als Vergleich, dann hättest Du heute nicht mehr unter uns weilen dürfen. Die Ärzte haben uns das bestätigt.

Es ist ein Wunder! Es ist das Wunder, auf das wir immer gehofft haben, und Herr Dugarow mit seinen Kräutern hat es uns gegeben. Wir danken für jeden Monat, jeden Tag und jede Stunde, die Du schmerzfrei, glücklich und mit Zuversicht erleben darfst...

Montag, 3. August

Ich habe von Deinem Tastbefund in Deiner Brust erfahren. Dana hat es mir erzählt. Sie sagte aber auch, daß Du nicht wolltest, daß ich es erfahre, damit ich mir keine Sorgen mache. Diese Rücksichtnahme ist ganz lieb gemeint, aber es hilft Dir und mir leider nicht weiter. Also versuche ich, Dich dazu zu bringen, daß Du mir von Deinem Tastbefund erzählst. Ich darf ihn mir dann auch ansehen und abtasten. Es ist eine etwa 2 x 1 cm große Taststelle rechts neben dem Brustbein. Mit dem Auge kaum zu sehen, aber wenn man darüber streicht, doch deutlich zu fühlen.
Was für ein erneuter Rückschlag! Aber für Dich kann das jetzt nur bedeuten: noch mehr dagegen ankämpfen.

Nach unserem gemeinsamen Urlaub in Holland möchtest Du nun mit Dana verreisen. Du hast Anett in Zschopau angerufen, und sobald Dana frei hat, geht es ab ins Auto und in den wohlverdienten Kurzurlaub.

Dienstag, 15. September

Sechs Wochen sind jetzt vergangen und Deine Kräuter sind heute wieder eingetroffen. Wir mußten diesmal nicht nach Moskau fliegen, weil eine mir unbekannte Frau sie uns mitbrachte.
Du hattest zum ersten Mal eine vierzehntägige Pause eingelegt, weil Herr Dugarow meinte, Du

bekämst jetzt etwas zur Blutwäsche. Die bisherige Kur diente zur Stabilisierung Deines Immunsystems.
In der Zwischenzeit hatte die Uniklinik Rostock wieder ihre traditionelle Fahrradtour „Sonnenschein“. Damit sammeln sie Spendengelder für die onkologische Station. Dieses Jahr fuhren sie auch durch Gnoien. Du bekamst eine Einladung dazu. Bis heute weißt Du nicht, daß ich vorher angerufen und mit Herrn Professor R. gesprochen hatte. Ich habe mich sehr darüber gefreut, daß er Dir und Dana eine Einladung für die Abendveranstaltung auf dem schönen Segelschiff hat zukommen lassen. Du hast Dich so über die Einladung nach Gnoien gefreut, daß Du gleich Professor R. anriefst, um Dich zu bedanken und Deine Teilnahme zuzusagen. Ich hoffte inständig, daß der Professor sich nicht verspräche und Dir erzählte, daß ich vorher angerufen hatte. In der Klinik hat wohl keiner mehr geglaubt, daß Du noch lebtst. Und wie Du lebst! Du konntest dann aber leider doch nicht in Gnoien und auch nicht auf dem Segelschiff dabei sein. Du warst zu Filmaufnahmen in Zingst. Dort wurde der Spielfilm „Die Bademeister“, der 1999 im RTL laufen soll, gedreht. Fast vierzehn Tage dauerten die Dreharbeiten und Du blühtest auf wie nie zuvor. Das hat Dir soviel Spaß gemacht! Das Klima, die jungen Leute, mit denen Du zusammen warst, eben alles, was damit zu

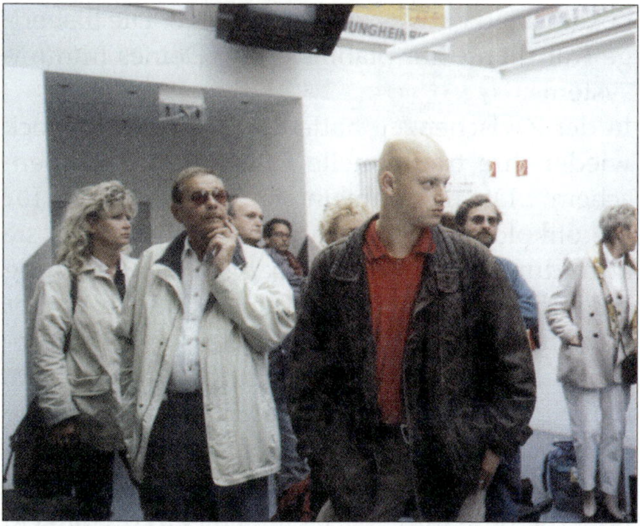

Martin auf dem Flughafen Laage. Warten auf den Einsatz als Komparse in der ARD-Serie „Tanja“

tun hatte, fandest Du phänomenal. Du hast einige kurze Videoaufnahmen mitgebracht. Du mit langen Haaren, Netzhemd und Jeans-Schlaghosen. Ich habe Dich nicht wiedererkannt. Erst als Du anfingst zu sprechen, konnte ich Dich an Deiner Stimme erkennen.

Jedenfalls hast Du mich gebeten, für Dich nach Gnoien zu fahren. Leider waren sehr wenig Leute da. Professor R. hat mich trotz meiner jetzt kurzen Haare erkannt. Ich erzählte ihm von den Filmaufnahmen und sagte ihm, daß es Dir leid tue, nicht kommen zu können. Er wollte nicht

glauben, was ich erzählte. Es muß wohl auch eigenartig klingen, daß ein zum Sterben entlassener nach vielen Monaten in der Lage ist, irgendwo als Komparse bei Filmaufnahmen mitzuwirken. Es ist ja doch sehr anstrengend. Morgens bist Du gegen drei Uhr los und abends oftmals erst nach zehn zurück. Trotzdem zeigtest Du keinerlei Müdigkeit. Ich sah Dir die Strapazen an, aber Du warst so gut drauf, daß ich Dich einfach nicht bremsen konnte.
Es ist ja auch schon Dein zweiter Kontakt mit der Kamera. Den ersten hattest Du im Sommer '97. Da wurdest Du als Komparse zur Serie „Tanja" im ARD geholt. Dort wurden zwei Folgen auf dem Flughafen in Laage gedreht. Das war für Dich ganz doll wichtig, um festzustellen, daß man auch mit solch einer Prothese ein vollwertiger, vollständiger Mensch ist und fast alles mitmachen kann.

Am Abend sind Papa und ich für Euch auf das Segelschiff gegangen. Sabrinas Eltern waren auch da. Ihr Papa ist bei der Radtour mitgefahren und ihr Bruder dann ab Gnoien per Tandem mit Papa weiter.

In der Zwischenzeit hast Du Dir mit Dana eine Ein-Raum-Wohnung in Viecheln besorgt. Ihr habt dort gewirbelt wie verrückt. Viele liebe, fleißige Hände haben Euch geholfen und unterstützt. Ich gehörte leider nicht dazu. Ich kann das einfach nicht. Es schmerzt mich sehr, Dich gehen lassen zu müssen. Ich weiß, daß es so, wie es ist, gut ist. Und ich halte Dich nicht zurück. Aber manchmal kann ich nicht dem Wunsch, Dich fest an mich zu binden, widerstehen. Du bist so stolz auf Eure Wohnung. Ich ließ mir auch täglich erzählen, was ihr geschafft habt, welche Farbe die Tapeten haben, wie weit ihr voran gekommen seid und so weiter. Aber ich kann mich einfach nicht überwinden, hinzugehen. Dabei ist es nur ein Katzensprung! Euer Zimmer habt ihr total verwüstet hinterlassen, und selbst da kann ich keine Ordnung machen. Es tut so weh, dieses Zimmer zu betreten und zu wissen, Du bist nicht mehr da. Wie soll ich dann erst mit Eurer neuen Wohnung klar kommen? Kann ich Euch etwas vorspielen? Dana vielleicht. Sie kennt mich nicht, aber Du würdest mich sofort hinterfragen. Und was soll ich dann sagen? Ich will nicht klammern, aber ich brauche halt auch meine Zeit, bis ich mich damit abgefunden habe!

Montag, 14. September

In der vergangenen Nacht habt ihr zum ersten Mal in Eurer Wohnung geschlafen. Dana hatte Sekt und einige kleine Überraschungen dabei. Leider verlief die Nacht für Dich nicht so toll. Dein Tastbefund vom 3. August hat sich langsam zur Apfelsinengröße entwickelt. Der Husten, der

Dich seitdem quält, bedeutet jedesmal einen kleinen Erstickungstod. Das Bett von Dana ist zu hart. Du bist ein Bauchschläfer und bei der riesigen Metastase ist das in dem harten Bett nicht mehr möglich. Auf der Seite bedeutet es Schmerzen und auf dem Rücken kommt der quälende Husten. Du hast von sechs Stunden höchstens drei geschlafen.
Heute Nacht wollt Ihr wieder hier schlafen. Die neuen Möbel sollen erst kommen und das neue Bett wird hoffentlich weicher sein. Du bist das herrliche Wasserbett gewöhnt, und so wird es auf jeden Fall eine Umstellung für Dich werden. Ich sehe Dana noch, wie sie das erste Mal mit Dir im Wasserbett schlief. Am nächsten Morgen kam sie wie eine alte Frau aus dem Zimmer geschlichen. Jeder Knochen tue ihr weh, behauptete sie, und das Schaukeln sei auch sehr gewöhnungsbedürftig. Jetzt schläft sie dort besser als in jedem anderen Bett.

Ich höre Dich Nacht für Nacht husten und kann nicht zu Dir kommen. Dana ist ja da. Sie wird sich schon um Dich kümmern, aber mir tut das höllisch weh. Ich sitze senkrecht im Bett und lausche, was bei Dir drüben passiert. Irgendwann legt sich Dein Husten. Es wird still. Zeit auch für mich zu schlafen! Aber wie!? Ständig habe ich Angst, daß ich etwas nicht höre. Vielleicht rufst Du mich und ich höre es nicht, weil ich schlafe.

Das ist ein Teufelskreis! Ich bin glücklich, daß Du Dana gefunden hast, aber auch unglücklich, daß ich nicht mehr zu Dir kommen darf, wenn mir danach ist.
Die Medikamente gegen den Husten helfen in der Nacht, aber Du schwitzt dadurch auch sehr stark. Also hast Du sie wieder abgesetzt, weil Du das Schwitzen schlimmer findest als den Husten.

Gestern erzählte Dana mir, daß Deine Schmerzen auf der rechten Seite stark zugenommen hätten. Das Schalten beim Autofahren bereite Dir bereits Schwierigkeiten. Ich empfahl ihr, mit Dir über das Pflaster zu reden. Doktor Sch. gab mir ein Pflaster, welches auf die schmerzenden Stellen geklebt wird, aber das ist morphiumhaltig. Noch glaubst Du fest an die Kräuter und hoffst auf etwas, an das ich bald nicht mehr glauben kann.

Der Husten ist extrem geworden. Wenn ich zusehen muß, wie Du Dich quälst, tut mir das wahrscheinlich mehr weh als Dir selbst. Ich kann kaum ertragen, Dich so leiden zu sehen.
Beim Abendessen bekommst Du wieder einen dieser schlimmen Hustenanfälle. Sie kommen immer häufiger, alle paar Minuten. Dir laufen die Tränen und Du kriegst kaum Luft. Zum ersten Mal höre ich von Dir: „Mutti, ich glaube,

ich muß ersticken. Oh Gott, mir tun alle Knochen im Leib weh!" Wieder versuche ich, Dich zur Einnahme von Schmerzmitteln und den Hustentabletten zu bewegen, aber Du winkst nur ab. Als wir uns vor einiger Zeit über diesen möglichen Zustand unterhielten, hattest Du gesagt: „Ich habe keine Angst vor dem Sterben, aber ich habe Angst vor den Schmerzen".
Heute hast Du die Schmerzen und willst nichts dagegen nehmen. Wo nimmst Du nur diese Kraft und diese Stärke her, das alles zu ertragen?

Ich habe seit dem 20. August den ehemaligen Konsum in Viecheln übernommen. All unsere Freunde und Bekannten haben mir abgeraten, weil er sich nicht rechne. Heute, nach den ersten drei Wochen, muß ich das bestätigen. Aber ich wollte es für meinen Kopf, und Papa hat mich hundertprozentig unterstützt. Wir sehen das Ganze auch als eine Art Beschäftigungstherapie, allerdings als eine sehr kostspielige, an. Wenn ich im Laden stehe, denke ich mal nicht an Dich, höre mir Neuigkeiten an, die mir meine Kunden erzählen, und werde wirklich gut abgelenkt. Außerdem denke ich auch daran, wie es sein wird, wenn Du vielleicht nicht mehr bist. Wo soll ich dann so schnell Arbeit herbekommen? Zu Hause würde ich verzweifeln und nach kurzer Zeit reif für die Psychiatrie sein. Ich sitze in Deinem Zimmer, rieche an Deinen Sachen und werde wo-

möglich vergessen, daß ich immer noch eine Familie habe, die mich braucht. Aber es ist eine gespaltene Familie. Oftmals denke ich auch daran, gemeinsam mit Dir zu gehen, weil Du auf der anderen Seite ganz allein sein wirst. Aber dann denke ich an Frau Flaig und weiß, daß sie für Dich da sein wird, falls Du wirklich gehen mußt. Grausige Gedanken, aber sie kommen, ohne daß ich etwas dafür kann. Sie sind einfach allgegenwärtig und spielen mich kaputt.
Jetzt bin ich aber schon wieder soweit, daß ich alles hinschmeißen möchte, um bei Dir sein zu können. Ich weiß, es ist verkehrt, aber ich kann gegen meinen inneren Schweinehund oftmals nicht ankämpfen...

Eine Vertreterin der Pflegestelle in Gnoien war da. Du fragtest nach der Pflegestufe 3. Sie sagte, daß Du die noch nicht bekommst, solange Du Dich noch sechs Stunden alleine bewegen kannst.
Deine Rente ist bestätigt. Ganze 314,16 DM zahlen sie Dir. Netterweise gestatten sie Dir aber, daß Du Dir auf 520,-DM-Basis noch etwas dazu verdienen kannst. Ist das nicht wirklich nett? Du bist im Endstadium einer Krebserkrankung und die machen Dir so ein Angebot. Sozialhilfe kannst Du auch beantragen. Dafür mußt Du aber Dein Auto abschaffen. Ohne Dein Auto kannst Du Dich aber nicht mehr fortbewegen, weil Dir

die Luft und auch die Kraft fehlt. Ach ja, Dein bißchen Erspartes wird natürlich auf die Sozialhilfe angerechnet. Dabei hat kaum einer sein Geld so schwer erarbeitet wie Du. Es ist das Krankengeld, das Du gespart hast, da Du im Krankenhaus gelegen und gar keine Möglichkeit hattest, Geld auszugeben. Irgendwie sollten unsere Herren Politiker einmal von ihren Gummibandgesetzen herunter kommen. Jeder, der wirklich zu faul ist, bekommt Sozialhilfe, wie auch immer er das bewerkstelligt. Bei Dir, der Du eine neue Lehre anfangen könntest und alles nur mögliche unternommen hast, um für Deinen Lebensunterhalt selber aufzukommen, werden so viele Anforderungen gestellt, daß Du einfach resigniert hast.

Gegen Deinen Rentenbescheid haben wir Widerspruch eingelegt. Heute sagtest Du, daß sie sich telefonisch bei Dir gemeldet und Dir mitgeteilt hätten, daß Du die ganze Angelegenheit nicht so sarkastisch sehen solltest. Der Bescheid sei ein vorgefertigter Computerbrief. Ich bitte Dich. Man kann Dir doch nicht anbieten, nebenbei arbeiten zu gehen! Vielleicht sollte man sich die von uns eingereichten Unterlagen des medizinischen Dienstes doch einmal ansehen, bevor man solch einen Schwachsinn verschickt.

So, mein Herz, versuche die Nacht so gut wie irgend möglich zu überstehen. Ich liebe Dich und bewundere und beneide Dich um Deine Stärke!

Montag, 21. September

Dana kommt gegen 22.00 Uhr zu mir ins Wohnzimmer und sagt: „Ingi, komm schnell, Martin hat starke Schmerzen. Er sitzt im Bett und weint." Ich laufe sofort zu Dir. Der rechte Arm schmerzt höllisch. Es ist ein starkes Brennen, nicht zum Aushalten. Immer wenn Du Dich hinlegst, geht es wieder los. Ich will Dir das Morphinpflaster geben, das ich mir vor einiger Zeit schon besorgt hatte. Nachdem ich jedoch den Beipackzettel gelesen habe, traue ich mich nicht mehr. Da steht, daß man dieses Pflaster nicht bei Lungenkrankheiten geben sollte, da es zu starker Luftnot führe. Wenn man es trotzdem anwendet, dann nur unter ärztlicher Aufsicht. Unseren Hausarzt haben wir nicht erreicht und ich will dieses Risiko nicht eingehen. Also suche ich sämtliche Decken und Kissen zusammen, um Dir eine Rückenlehne in Dein Wasserbett zu bauen. Das ist der Nachteil eines solchen Bettes: es kann nicht verstellt werden. Jedenfalls sitzt Du dann mehr recht als schlecht. Durch die Ablenkung geht es Dir auch ein ganz klein wenig besser. Du weinst nicht mehr, sondern unterhältst Dich mit uns. Gegen 4.00 Uhr werden die Schmerzen erträglicher. Du legst die Kissen und Decken weg und schläfst einigermaßen ruhig.

Im allgemeinen sind Deine Schmerzen nach der erneuten Einnahme Deiner Kräuter wieder erträglicher geworden. Du kannst alleine Auto fahren, Deinen Arm heben und auch mit rechts essen. Nur beim An- und Ausziehen hast Du Schwierigkeiten, weil Du den Arm nicht nach hinten dehnen kannst.
Du weigerst Dich nach wie vor, Schmerzmittel einzunehmen. Ich kann das teilweise verstehen. Wo Du nur immer und immer wieder diese Kraft hernimmst, die starken Schmerzen so wegzustecken! Aber ich akzeptiere Deine Begründung. Du sagst: „Mutti, wenn ich erst mit diesem Zeug anfange, werde ich träge und müde. Dann liege ich nur und irgendwann komme ich nicht mehr hoch. Solange ich in Bewegung bin, bleibe ich der Sieger."
Außerdem hast Du mir damals, nach Deiner zweiten Lungenoperation, gesagt, daß Du, wenn Du sterben solltest, im wachen Zustand rübergehen möchtest.
„Man stirbt schließlich nur einmal, und ich möchte es bewußt miterleben. Vielleicht bin ich derjenige, der kurz noch mal wach wird, und dann erzähle ich Dir, wie es auf der anderen Seite ist."

Damals konnte ich nichts dazu sagen. Ich war so voller Bewunderung für Dich, wie ruhig Du über Deinen Tod zu reden vermochtest, daß mir alles andere vollkommen belanglos erschien. Heute würde ich Dir sagen, daß Du nicht die Schmerzen aushalten mußt, um bewußt den Tod erleben zu können. Es ist die Seele, die den Übergang bewußt erlebt, und nicht Dein Körper, der die Schmerzen verursacht.
Heute steht der Tod vor uns, und ihn abzuwehren wird immer schwerer. Wir fühlen es beide, aber keiner von uns redet darüber.

Familie Lange war am Wochenende zu Besuch. Sie hat Dich wegen eines Kuraufenthaltes eine längere Zeit nicht gesehen. Sie meinte, daß Du schlecht aussähest und sehr schmal geworden seiest. Deine Augen seien eingefallen und Du wärst unendlich blaß. Ich sehe es auch, wenn Du früh aus Deinem Zimmer kommst. Wie lange Du jetzt brauchst, um in Schwung zu kommen! Das Baden und Anziehen fällt Dir schwer, auch wenn wir Dir helfen. Die einfachsten Bewegungen, um überhaupt ins Bad zu gelangen oder Dich an- und ausziehen zu lassen, strengen Dich schon sehr an. Dir fehlt einfach die Kraft.

Und dann gibt es diesen Professor in Heidelberg. Er soll ein schönes Stück in der Krebsforschung vorangekommen sein. Er hat irgendwelche Kil-

lerzellen erfunden, welche die Krebszellen vernichten. Solche Artikel in der Zeitung bauen auf und geben neue Hoffnung. Über die Auskunft erfuhr ich die Telefonnummer. Leider war das anschließende Gespräch sehr enttäuschend. Das Medikament darf noch nicht an Menschen ausprobiert werden. Wenn wir es aber trotzdem versuchen wollen, müssen wir einen Antrag an die Ethikkommission stellen. Der Höhepunkt kommt jetzt: diese Ethikkommission läßt sich tatsächlich bis zu sechs Monaten Zeit, über unseren Antrag abzustimmen. Diese Zeit hat natürlich auch jeder Krebspatient, der wie Du im Endstadium ist. Warum können wir nicht selbst bestimmen, was gut und was weniger gut ist...
Wie wollen irgendwelche Bürokraten wissen, was für Dich in diesem Zustand richtig und was falsch ist? Allein wegen der unendlichen Wartezeit steht für mich fest, daß die Damen und Herren in dieser Ethikkommission gar nicht wissen, was Krebs im Endstadium bedeutet.

Was für mich aber auch ungeheuerlich ist, sind die Journalisten, die diese Hoffnungsartikel veröffentlichen, ohne auch nur den geringsten Hinweis zu geben, daß dieses von ihnen beschriebene Medikament noch so tief im Erststadium der Forschung steht, daß es vor der Jahrtausendwende auf keinen Fall an Menschen ausprobiert werden darf. Sie können einem ja Hoffnung machen, aber sie sollten die Wahrheit, die für uns so bittere Wahrheit nicht außen vor lassen!

Samstag, 26. September

Heute ist große Wahl in Mecklenburg-Vorpommern. Ihr beiden seid Erstwähler. Leider gibt es keine Blumen mehr für die Erstwähler, wie zu DDR-Zeiten. Also bin ich nach Gnoien, habe zwei einzelne Gerbera gekauft und sie im Wahllokal abgegeben. Ihr habt davon nichts geahnt, denn ihr seid in Eurer schönen Wohnung. Eigentlich wollte ich Euch abholen, weil ich Euch auch gerne fotografiert hätte. Ich habe sicherheitshalber den Fotoapparat im Wahllokal gelassen, falls ihr vor mir da seid. Eddy wollte Euch besuchen und ich bin deshalb wieder nach Hause gefahren.
Als ich Euch dann um die Mittagszeit abholen wollte, wart Ihr bereits wählen. Dana stand draußen und rauchte eine Zigarette und erzählte gleich, daß Ihr eine Blume bekommen hättet. Dana meinte auch, daß die Blumen wohl von ihrer Mutti stammten, da Du einmal den Wunsch geäußert hättest, daß Du welche haben wolltest. Ilona, Danas Mutti, verneinte natürlich und sagte auch nicht, daß ich es sei. Es war für Euch jedenfalls eine schöne Überraschung, und das sollte es ja auch werden.

Mit dem Foto hat es leider nicht geklappt. Irgendein schwachsinniges Gesetz verbietet, innerhalb des Wahllokales zu fotografieren. Schade! Ich hätte gerne ein Bild von Eurer ersten Wahl gehabt. Ich möchte an dieser Stelle aber dem Bürgermeister danken, der die Blumen überreicht hat.

Gestern hatte Gabriel seine traditionelle Fuchsjagd. Ich bat Robert, mich im Laden zu vertreten, damit ich mitfahren konnte. Familie Lange war auch da. Sie freuten sich, dabei sein zu können, weil sie so etwas Schönes in der Stadt noch nie erlebt hatten. Das Wetter war einfach großartig! Die Sonne strahlte mit ihrer ganzen Kraft vom Himmel. Die Bäume in ihren Herbstfarben waren eine Augenweide und das Flair, das die Reiter in ihren schwarz-weißen Reituniformen und die vielen Kutschen verbreiteten, war ein Erlebnis für sich. Ich genoß diesen Tag in vollen Zügen. Leider konnte ich nicht wie geplant mitreiten. Mein Schwarzer ist krank und braucht wohl noch einige Monate, bis er wieder richtig fit ist.

Jetzt stehe ich schon sechs Wochen in meinem Laden! Von Gewinn kann immer noch keine Rede sein, aber es ist nach wie vor eine gute Beschäftigungstherapie.

Leider verschlechtert sich Dein Zustand. Deine Metastase wächst und wächst. Jetzt erreicht sie schon gut die Größe einer Pampelmuse. Du hast nicht mehr nur während der Hustenanfälle Probleme mit der Atmung, sondern Du mußt ständig nach Luft ringen. Das Reden fällt Dir schwer, und selbst kleine körperliche Anstrengungen wie mehr als nur zehn Schritte Gehen sind auch nicht mehr drin. Darum bin ich auf der Suche nach einer guten Verkäuferin. Beim Arbeitsamt mußte ich feststellen, daß es so viele gar nicht gibt. Ich wollte auch jemanden haben, den ich kenne und dem ich vertrauen kann. Schließlich hat sich Martina bereit erklärt. Das ist natürlich ganz in meinem Sinn! Ich kenne sie durch ihre Arbeit im Stall bestimmt schon fünf Jahre. Wir feiern am gleichen Tag Geburtstag und verstanden uns immer gut.

Jetzt habe ich wieder mehr Zeit für Dich! Du steckst Deine Schmerzen einfach weg. Die Atemnot, überhaupt die Tatsache Deiner Krankheit ist Dir nicht anzumerken. Du hast in Deiner Wohnung gewirbelt, daß ich oft Angst um Dich hatte. Karli erzählte, daß Du auf dem Fußboden gesessen und die Auslegware zugeschnitten hast. Welche Schmerzen mußt Du bei dieser Arbeit empfunden haben! Ach, wie mir die Gespräche mit Dir fehlen! Es ist eigenartig, wenn das erste Kind das Nest verläßt. Und dazu noch ein so

schwer krankes Kind. Ich denke, es ist schon schlimm, wenn überhaupt ein Kind erwachsen wird und das Elternhaus verläßt. Ich kenne das, weil ich 1996 dieses Gefühl schon einmal hatte, als Du ins Wohnheim nach Schwerin gezogen bist. Da war unsere Welt noch in Ordnung, und trotzdem mußte ich mit mir kämpfen.
Ich rief meine Mama an und sagte ihr, daß ich mit Deinem Auszug maximale Probleme habe und immer noch nicht in Eurer Wohnung war. Sie meinte, daß es normal sei, da sie so etwas bei all ihren Kindern auch hatte. Aber ich solle versuchen, es positiv zu sehen, und mich mit Dir freuen, daß Du Dir diesen Wunsch auch noch erfüllen konntest. Ich freue mich ja auch sehr darüber und nehme mir fest vor, zu gucken, wie weit Ihr mit der Wohnung seid. Ich hoffe nur, daß ich bei Deinen Brüdern nicht mehr diese Probleme haben werde.

Weißt Du noch, früher haben der Vater und ich oft diskutiert. Ich wollte in unseren hohen Räumen Hochbetten einbauen, damit Ihr alle mit Euren Freundinnen hier wohnen bleiben könntet. Oben Schlafzimmer und unten Wohnzimmer. Solange keine Kinder da sind, wäre es optimal. Papa meinte dann, ihr solltet besser auf eigenen Füßen stehen und Euch selbst Euer Nest bauen. Das war weit vor Deiner Erkrankung und trotzdem hat es mich schon stark beschäftigt.

Diese Angst, einen von Euch hergeben zu müssen, läßt mich die verrücktesten Ideen entwickeln.

Heute würdest Du gerne selber ein Kind haben. Leider kann Dir dieser Wunsch mit Dana nicht erfüllt werden, weil die vier Jahre nach der Chemo-Therapie noch nicht vorbei sind.
Du hast Angst, daß Du von uns vergessen werden könntest. Mit Deinem eigenen Kind würdest Du in ihm weiterleben, meinst Du. Du bist so einmalig, daß Dich keiner vergessen wird. Schau Dir nur an, was Du mit Deiner Hände Arbeit alles geschaffen hast. Da ist die Lagerhalle von Minte, das Wohnhaus von Voits und vieles, vieles mehr. Immer, wenn wir uns über das Sterben unterhalten hatten, war das Deine größte Angst. „Mutti", sagtest Du, „wenn ich tot bin, dann möchte ich, daß Du Dein Tagebuch veröffentlichst. Alle sollen lesen, daß ich wirklich gelebt habe; auch möchte ich, daß Du an der nächsten Tanzveranstaltung nach meiner Beerdigung teilnimmst. Du mußt ja nicht tanzen. Einfach nur dasitzen. Und wenn sie Dich dann sehen, denken sie automatisch an mich und ich bin wieder allgegenwärtig".

Wenn wir in den vielen Krankenhäusern zusammen gelegen haben, hatten wir sehr viel Zeit, unsere Gedanken, Ängste und Erwartungen auszusprechen. Ich bat Dich immer, daß Du mein Tagebuch liest, aber Du wolltest es nicht. Du möchtest die schrecklichen und qualvollen Monate nicht noch einmal Revue passieren lassen. Aber immer, wenn ich neben Dir im Bett saß und geschrieben oder mein Geschriebenes gelesen habe, hast Du doch gefragt, was ich gerade schreibe oder lese. Vor allem, wenn ich beim Lesen geschmunzelt hatte, wolltest Du es wissen. Denn es gab ja doch hin und wieder auch eine niedliche Episode. So etwas hast Du Dir dann von mir vorlesen lassen. Aber sowie es traurig wurde, sollte ich stets aufhören.

Jetzt seid Ihr in Eurer neuen Wohnung. Morgen kommt die Anbauwand, am Mittwoch die Couchgarnitur, und dann steht dem endgültigen Umzug nichts mehr im Wege. Du meinst, daß ihr wohl von Mittwoch zu Donnerstag hier schlafen wollt. Hoffentlich ist die Couch weicher als Danas Bett. Ich wünsche Euch von ganzem Herzen noch eine lange, glückliche Zeit in Eurer neuen Wohnung.

Übrigens war ich jetzt endlich in Eurer Wohnung. Die hellen Tapeten, die grünen Türrahmen und die schöne Küche sind eine Augenweide. Papa und ich haben Euch ein paar Sachen für die Wohnung gekauft. Jetzt macht es mir Spaß, zu Euch zu kommen. Ich habe meinen inneren

Schweinehund besiegt und bin sehr froh darüber.

Ich habe in den letzten Tagen Doktor B., Chefarzt in Großhermsdorf, angerufen. Ich erzählte ihm von Deiner Luftnot und wie Du über die Ärzte schimpfst, die es nicht schafften, eine einfache Bronchitis in den Griff zu bekommen. Er bestätigte mir, was ich befürchtet hatte. Es ist keine Bronchitis oder Pneumonie, es sind Deine Metastasen, die Dir so zu schaffen machen. Er sagte mir auch, daß er kein Wunderdoktor sei, aber wenn wir noch einmal zu ihm kommen, würde er versuchen, Dir Erleichterung zu verschaffen. Ich erzählte Dir von dem Telefonat. Du wolltest nichts davon hören. Wir seien alle bescheuert und jetzt finge ich auch noch mit dem Scheiß an und behaupte, daß es die Metastasen seien. Dabei handle es sich um eine ganz beschissene Bronchitis. Nur, die Ärzte seien zu blöd, etwas dagegen zu tun. Dann ranntest Du raus, setztest Dich in Dein Auto und fuhrst davon.

Mir war es so schwer ums Herz. Was soll ich denn noch machen? Es tut mir so weh, wenn ich Dich husten höre, Dir dann die Tränen laufen, weil dein Brustkorb so unheimlich schmerzt und diese verfluchte Luftnot dazu kommt.
Du lehnst jegliche Arztkonsultation ab. Ich kann das so gut verstehen. Wer will sich schon bestäti-

gen lassen, daß es keine Heilung mehr gibt? Du bist ganze achtzehn Jahre alt und sollst schon von dieser Welt gehen. Keiner kann mit diesem Gedanken umgehen!

Montag, 2.November

Jetzt sitze ich im Zug nach Edenkoben. Es ist kurz nach zwanzig Uhr. Zur Zeit bin ich in dem Abteil noch ganz alleine. Ich will hoffen, daß es so bleibt. Hauptsache, ich werde hier auch geweckt, weil ich keinen Wecker mithabe.
In letzter Zeit überschlagen sich wieder die Ereignisse. Erst die vielen enttäuschenden Telefonate mit Wissenschaftlern, die jedoch alle auf dem Gebiet des Osteosarkoms keinerlei Fortschritte gemacht haben. Dann kam Dein immer schlechter werdender Allgemeinzustand und die Verzweiflung über meine Hilflosigkeit dazu.
Ich rief die Deutsche Krebshilfe an, um nach Kapazitäten in der Welt zu fragen, die sich mit dem Ostisarkom beschäftigen. Ich erhielt zwei Anschriften, eine Wiener und eine aus Amerika. In Deutschland hätte ich keine Chance, aber das war mir im Vorfeld schon klar geworden.

Frau Kohlwey übersetzte mir wieder meinen Brief ins Englische, und dann ging er per Fax nach Amerika. Leider habe ich bis heute keine Antwort erhalten. Zu dem Brief nach Wien kam ich nicht mehr. Es gab nämlich diesen Beitrag auf RTL 2. In dem Bericht wurde über eine alternative Methode zur Bekämpfung der Krebszellen gesprochen. Papa sah den Beitrag und rief mich gleich ins Wohnzimmer. Ich setzte mich unmittelbar nach der Sendung mit dieser Privatklinik in Verbindung. Natürlich konnte ich nachts um halb zwölf keinen mehr erreichen, aber ich erhielt wenigstens die Durchwahlnummer eines Herrn Doktor A., mit dem ich am nächsten Tag sprechen wollte.

Auch Ralf, Dein Orthopäde, rief mich am nächsten Tag an, um mir von dieser neuen Methode zu berichten. Er ist der einzige Freund, der Dir in den zwei Jahren immer die Treue gehalten hat. Schade, daß der riesige Freundeskreis von früher auf ein solches Minimum geschrumpft ist.
Auch Du riefst mich früh im Laden an und erzähltest von der Sendung. Du warst ganz aufgeregt, und es klang wieder soviel Hoffnung in Deiner Stimme. Schade, daß ich Dich in dem Moment nicht sehen konnte! Da war bestimmt dieses Leuchten in Deinen Augen. Wie lange habe ich das schon nicht mehr gesehen! Ich erzählte Dir von meinem nächtlichen Anruf und daß ich auch schon mit Doktor A. gesprochen hätte. „Wir müssen jetzt auf die Unterlagen aus der Klinik warten, um uns genauer informieren zu können, denn das ist eine Privatklinik und die

Kosten werden sicher nicht von schlechten Eltern sein."

Am 17. Oktober, zwei Tage nach der Sendung, waren alle Unterlagen bereits bei uns. Montag beantragte ich die Kostenübernahme bei Deiner Krankenkasse. Ich schrieb auch, daß wir nicht auf eine Antwort warten könnten, da die Zeit gegen uns laufe und wir nicht einen Tag zu verschenken hätten. Den Brief faxte ich gleich zur Krankenkasse. Anschließend rief ich dort an, um nachzufragen, ob alles richtig angekommen sei. Ich wies noch einmal auf die Dringlichkeit dieses Antrages hin, und die nette Stimme am Telefon versprach mir, die gefaxten Unterlagen sofort weiterzuleiten. Zwei Tage später hatten wir immer noch keine Antwort Deiner Krankenkasse. Also begannen wir auf eigene Faust mit der neuen Therapie.
Nach telefonischer Absprache mit der Klinik erhielten wir den Aufnahmetermin für den 21. Oktober. Am 20. Oktober fuhren wir nachmittags los. Dana mußte arbeiten, und so konnten wir erst gegen 15.00 Uhr starten. Wir übernachteten kurz vor Kassel. Dana gab Dir ihr Kopfkissen und ich versuchte, auf der Rückbank so was Ähnliches wie ein Bett zu bauen. Es ging auch ganz gut. Deine Prothese hast Du nicht mehr viel getragen, weil Deine Beine etwas geschwollen waren. In Deinem Körper beginnt sich

Wasser anzusammeln. Ich vermute, daß das Spätfolgen Deiner letzten Chemo-Therapie sind. Damals fing es ja schon an, daß Du Wasser eingelagert hast und ständig wasserabführende Injektionen bekommen mußtest.

Gegen acht Uhr abends sagtest Du dann, daß Du nicht mehr könntest, und wir suchten uns eine kleine Pension. Wir wollten noch zu Abend essen, aber Du bist gleich auf das Zimmer gegangen und hast Dich hingelegt. Dana und ich bestellten uns etwas und waren auch kurze Zeit später im Bett. Früh um sieben Uhr sollte es weiter gehen. Keine günstige Zeit für Dich. Da Du schlecht schlafen kannst, weil der Husten gerade in der Nacht gar nicht aufhören will, bist Du früh meist so fertig, daß Du erhebliche Anlaufschwierigkeiten hast. Aber an diesem Morgen klappte es wunderbar. Du warst so voller Hoffnung auf diese neue Therapie, daß in Dir Kräfte freigesetzt wurden, wie wir sie schon lange nicht an Dir gesehen hatten.

Gegen elf Uhr waren wir endlich in Edenkoben. Wir fanden recht schnell die Klinik, eine Villa außerhalb des Dorfes in einer wunderschönen Landschaft. Schade, daß Du nicht mehr gehen kannst und wir auch keinen Rollstuhl mitnehmen konnten. So ging Dir leider viel von dem herrlichen Anblick verloren. Aber das ist Dir

nicht so wichtig. Du willst nur Deine Therapie machen und wieder nach Hause.
Die ganze Klinik ist mit Teppichen ausgelegt. Glasvitrinen mit Schmuck und schönen handwerklichen Kunstgegenständen zieren den Flur. Es sieht gar nicht aus wie ein Krankenhaus. Kurz nach unserer Anmeldung wird uns Dein Zimmer gezeigt. Es ist ein Zweibett-Zimmer, aber Du erfährst gleich, daß Du in dem Zimmer allein bleiben wirst. So haben wir die Möglichkeit, während eines Besuches bei Dir schlafen zu können. Es ist sehr gemütlich eingerichtet und hat alles, was Du benötigst. Ich stelle Dir gleich noch einen Hocker in die Dusche, so daß Du Dich auch mal alleine abduschen kannst. Dann bittet uns die Schwester zu einem Gespräch mit Herrn Doktor A. Er erklärt uns, welche Therapieschritte er vorhabe und wie Dein Tagesablauf aussehen werde. Auch verspricht er Dir, Deinen Husten und die Luftnot in den Griff zu bekommen. Das wäre wirklich fantastisch. Damit würde Deine Lebensqualität um ein Vielfaches verbessert werden.
Die Therapie solle über drei Wochen gehen. Alle zwei Tage bekämst Du das Medikament im Wechsel mit einer Hyperthermie. Die Hyperthermie sei jetzt möglich, weil er ein Gerät habe, das nicht mehr den ganzen Körper beeinflusse, sonder nur noch auf die von den Metastasen durchsetzten Organe konzentriert würde. Das Medi-

kament soll das eigentliche Wundermittel sein. So hoffen wir es jedenfalls. Es wird als Infusion verabreicht und soll den Tumor abkapseln und eventuell sogar vernichten. Wenn das Medikament es tatsächlich schafft, das Tumorwachstum zum Stillstand zu bringen, werde ich wieder an Wunder glauben!

Tja, nun sitze ich also im Zug, um Dich endlich einmal wiederzusehen. In der ersten Woche ging es Dir gar nicht so gut. Die Hyperthermie mußte nach dreißig Minuten abgebrochen werden, weil Du einen starken Hustenanfall bekamst. Nach der ersten Medikamentengabe erzähltest Du, daß Du hinterher starke Schmerzen in Deinem „Ball", Deiner Metastase, hattest. Es sei ein starkes Klopfen und habe erst nach ungefähr einer halben Stunde abgenommen. Es sei ein sehr fremdartiger Schmerz. Du konntest ihn nicht richtig beschreiben.

Die zweite Hyperthermie mußte ausfallen, weil Du am Abend zuvor unter starker Luftnot zu leiden hattest und sie Dir die Hyperthermie nicht zumuten wollten. Du bist übermorgen zwei Wochen in dieser Klinik und sie haben zum ersten Mal eine Ultraschalluntersuchung vorgenommen. Es ging Dir sehr schlecht. Du hast viel Wasser eingelagert und bist schlapp und müde. Papa war ganz erschrocken, als er bei Dir war. Du

warst total aufgedunsen und mochtest Dich nicht bewegen.
Jedenfalls zeigte das Ultraschallergebnis eine Veränderung an Deinem Ball. Papa konnte es am Telefon nicht richtig erklären und Du warst zu schwach, um mit mir reden zu können. Auf alle Fälle soll es etwas Positives sein. Warte ich also ab, bis ich mit dem Doktor gesprochen habe!

Gestern warst Du total gut drauf. Deine Stimme am Telefon klang so fröhlich und optimistisch. Du erzähltest bestimmt eine Stunde lang, ohne groß husten zu müssen. Die Luft wurde nachher etwas knapp, aber bei dem Tempo Deiner Konversation war das kein Wunder. Jetzt erzählst Du mir genau, was auf dem Ultraschallbild zu sehen ist. Du sagtest, Dein Ball sei total abgegrenzt mit einem weißen Rand und es zögen sich diese weißen Arme durch die gesamte Metastase. Außerdem seien schwarze Löcher zu sehen, wo sich der Tumor wohl schon wehrt und diese Hohlräume sich mit Wasser füllen. Du bist so glücklich und wieder voller Hoffnung. Wie habe ich das an Dir vermißt! Da war kein Kampfgeist, kein Pep, keine Hoffnung mehr. Aber jetzt! Jetzt ist es wieder da und jetzt geht es auch vorwärts! Jetzt wird es immer härter, aber auch das schaffen wir! Ich kann und will Dich nicht verlieren. Laß uns gemeinsam weiterkämpfen - und wenn es noch Jahre dauert! Wir beide schaffen es!

Ich freue mich auf Dich. Es ist das erste Mal, daß Du ohne mich in einer Klinik bist und dann noch soweit weg von zu Hause. Ganze zwölf Tage habe ich Dich nicht gesehen, immer nur mit Dir telefoniert. Welch innerer Kampf, wenn ich Dich am Telefon gehört habe und Du sagtest, daß es Dir nicht gut gehe, und Du so traurig und mutlos geklungen hattest. Wie sollte ich Dich per Telefon trösten? Sonst nahm ich Dich in die Arme, wir haben geredet und uns gegenseitig Mut zugesprochen. Aber jetzt war das Heimweh da. Eigentlich wärst Du viel lieber wieder zu Hause, aber es ist ja nur noch eine Woche. Ich bleibe vier Tage bei Dir und dann sind es nur noch drei Tage, bis wir Dich abholen.

Ich möchte nur wissen, wie es wird, wenn Robert in nicht einmal mehr zwei Jahren das Haus verläßt. Dann hat er sein Abi in der Tasche und geht irgendwo studieren. Vielleicht habe ich ja Glück und er kommt im Biomedizinischen Institut in Teterow unter. Studieren muß er dann in Rostock und Praktikum hat er in Teterow. Also wird er oft zu Hause sein. Eine schöne Vorstellung, wenn Du mich fragst. Chrisi wird es wohl am schwersten haben. Noch ist er so schön kuschelig und ich will hoffen, daß es noch lange so bleibt.
So, nun ist eine Stunde rum und ich bin immer noch allein im Abteil. Ich verspüre keinerlei

Müdigkeit und morgen früh verschlafe ich vielleicht und verpasse den Anschlußzug. Tolle Aussichten, nicht wahr?

Dienstag, 3. November

Ohne Komplikationen bin ich bei Dir angekommen. Irgendwann setzte sich ein junger Mann in mein Abteil. Früh wurde ich vom Schaffner mit einer Tasse heißen Kaffees geweckt. Toller Service!

Du mußt Dich gerade einer Atemtherapie unterziehen. Anschließend bekommst Du eine Vitamininfusion und dann können wir endlich auf Dein Zimmer. Du siehst nicht mehr ganz so verquollen aus. Dein Husten ist auch stark zurückgegangen. Nur Deine Luftnot ist nach wie vor beängstigend. Du klagst auch über starke Schmerzen in Deiner Brust. Wir gehen später zum Gespräch mit Doktor A. Ich erzähle ihm von dem Brief Deiner Krankenkasse. Sie wollen die Kosten laut Kassenverordnung übernehmen. Dann zeigt er uns das Ultraschallbild und erzählt mir dasselbe, was ich schon von Dir am Telefon erfahren hatte. Die dunklen Stellen seien schon zerfallenes Tumorgewebe, das sich jetzt mit Wasser fülle. Darauf werden auch Deine zunehmenden Schmerzen zurückgeführt. Wenn das wirklich alles wahr ist, dann wäre das ein großer Schritt nach vorne in der Krebsheilkunde.

Sollte das Medikament tatsächlich innerhalb von zwei Wochen diese Resultate hervorbringen? Das ist kaum vorstellbar, aber verleiht Dir und mir ein wohliges Gefühl.

Ich unterhalte mich abends mit einer anderen Mutti. Ihre Tochter ist schon ein Jahr hier in Behandlung und hat wirklich ausgezeichnete Erfolge zu verzeichnen. Von ihr bekomme ich die Telefonnummer des österreichischen Pharmakonzerns, der dieses Medikament herstellt. Vielleicht können wir es auch privat beziehen und Du führst die Therapie zu Hause weiter. Für Dich ist das eine positive Vorstellung und für Deine Krankenkasse sicher auch, da die Kosten um ein Vielfaches reduziert werden.

Was mich sehr freut, ist Dein Appetit. Du ißt ein halbes Brötchen zum Frühstück, eine kleine Portion zum Mittag, zum Kaffee ein Stück Torte und zum Abend einen Löffel voll Kartoffelsalat. So kommst Du hoffentlich wieder zu Kräften und wir können neue Wege versuchen.
Du schaust Fußball und ich werde ins Bett gehen. Es ist immer wieder schön, Dich zu beobachten. Wenn Du - wie jetzt gerade - über die Spieler schimpfst, oder wenn Du friedlich schläfst. Du bist in jeder Situation ein wirklich wundervoller junger Mann!

Mittwoch, 4.November

Du hast eine furchtbare Nacht hinter Dir. Wegen extrem starker Luftnot konntest Du nur sehr wenig schlafen. Jede halbe Stunde bist Du zwischen Bett und Sessel hin und hergewechselt. Das Bett läßt sich leider nicht so hoch stellen, daß Du dort bequem sitzen kannst. In dieser Schräglage ist es Dir aber nicht möglich, einigermaßen gut Luft zu holen. Also baute ich Dir im Sessel ein Bett. Ich senkte Dein Bett soweit wie möglich ab, so daß Du die Beine darauf legen konntest, während Du im Sessel senkrecht gesessen hast. Meine Decke und Danas Kopfkissen machten es Dir möglich, den Kopf hinten anzulegen, weil die Lehne zu kurz war. Du hast viel ferngesehen, um Dich abzulenken. Ich beobachtete Dich, wie ich es ja immer gerne getan habe. Auf einmal fuhrst Du mit dem Kopf zur Seite. „Mutti, hast Du das gesehen?“ Ich wußte sofort, was Du meintest. Ich habe auf die Frage nicht reagiert. Schon lange erwartete ich dieses Gespräch. Ich wollte immer den richtigen Zeitpunkt abpassen. Wenn mich mein Gefühl nicht täuschte, war dieser Zeitpunkt nun gekommen. Ich wartete also, ob Du weiter redest.

„Mutti, es ist da. Ich hatte es zum ersten Mal wieder in meiner Wohnung. Dort saßen Dana und ich vorm Fernseher und ich habe diese Lichter gesehen, ganz viele kleine Lichter. Wie Glühwürmchen. So stelle ich mir jedenfalls Glühwürmchen vor. Ich fragte damals Dana, ob sie es auch gesehen habe. Sie müßte sie sehen, da sie sich im Glasteil der Anbauwand widerspiegelten. Dana war total aufgelöst, wußte nicht, was ich von ihr wollte. Sie lief ins Bad und sagte immer: ‚Hier ist keiner in der Wohnung und hör auf, so etwas zu sagen! Du machst mir Angst!' Dabei ist es schön. Wie kleine Engelchen kreisen sie um mich rum. Sie strahlen eine Ruhe aus, die ganz schnell auf mich übergeht. Jetzt sind sie wieder da. Manchmal als Blitz und manchmal als Hundertschaften."

„Kannst Du Dich noch an Februar erinnern?" fragte ich Dich.

„Meinst Du die Gestalt, die mich immer besuchen kam und mir auch so gut getan hat?"

„Ja, die meine ich. Weißt Du noch, wie sie ausgesehen hat?"

„Natürlich, sie oder er hatte eine weißen Mantel an und ich kann Dir immer noch nicht sagen, ob es eine Frau oder ein Mann war. Es war jemand, der sein Gesicht durch seine große Kapuze verdeckt hatte."

Ich erzählte Dir, daß ich schon immer von Dir wissen wollte, ob Du noch etwas davon weißt. Damals war ich mir nicht so sicher, ob es vielleicht die Schmerzmittel waren. Aber jetzt, wo Du wieder ähnliche Erscheinungen hast und Dich noch total an die Vorgänge in der chirurgischen Klinik erinnern kannst, glaube ich alles, was Du mir je erzählt hast. Denn weder heute, noch in Eurer Wohnung hast Du irgendein Schmerzmittel, geschweige denn rauschgiftähnliche Präparate genommen.

Im Verlaufe der Nacht wurde Deine Luftnot stärker und ich rief die Nachtschwester. Was dann passierte, konnte ich kaum nachvollziehen. Zunächst stellte ich fest, daß Du keine Klingel am Bett hattest. Ich mußte übers Telefon die Schwester rufen. Dann sagte mir eine Stimme, ich solle es später noch einmal versuchen, da die Leitungen zur Zeit besetzt seien. Ich dachte ernsthaft, ich bin im falschen Film! Dann endlich ist es mir geglückt, die Nachtschwester ans Telefon zu bekommen. Es dauerte eine geschlagene Viertelstunde, bis sie sich sehen ließ. Das Schärfste war: sie kam ohne Sauerstoff! Ich sagte ihr, daß Du akute Luftnot habest und ich Dich zeitweise beatmen müsse - und sie kam ohne Sauerstoffgerät! Jetzt wurde ich mal wieder etwas laut und habe nach bewußter Flasche gefragt. Zur Antwort bekam ich, daß sie erst den diensthabenden Doktor anrufen müsse, um zu fragen, ob sie Dir Sauerstoff geben dürfe. Aber immerhin maß sie Deinen Blutdruck und gab Dir Tropfen zur Beruhigung. Es ging wieder viel Zeit ins Land, bis sie endlich mit der Sauerstoffflasche im Zimmer stand. Wenn ich in dieser Nacht nicht rein zufällig bei Dir gewesen wäre, wärst Du wahrscheinlich erstickt, denn alleine konntest Du kaum noch Luft holen. Du gabst mir immer ein Zeichen, wann ich Dir von mir Luft geben sollte. Das war dann doch zuviel des Guten! Da wollen diese Leute einen „Haufen Knete“ haben und sind nicht in der Lage, den schwerstkranken Patienten zu helfen. Sie schalten die Medien ein, um ihr Wunderpräparat anzupreisen, wissen auch, daß sich nur Krebspatienten im Endstadium bei ihnen melden werden und dann diese Versorgung! Ich war total schockiert.

Donnerstag, 5. November

Heute früh solltest Du eigentlich zur Blutentnahme, Medikamententherapie und Hyperthermie. Das wird wohl nichts werden. Du bist völlig geschafft von der vergangenen Nacht. Aus dem Zimmer kriege ich Dich nicht. Einen Rollstuhl und die kleinen tragbaren Sauerstoffgeräte gibt es hier auch nicht. Ohne Sauerstoff geht aber bei Dir im Moment gar nichts. Die Tagesschwester will uns den Doktor A. schicken und die Blutentnahme soll auch auf dem Zimmer erfolgen. Du schläfst jetzt endlich. Ich denke darüber nach, ob ich Papa anrufe, daß er uns sofort hier abholen soll.

Du hast panische Angst, zu ersticken, was nach dieser Nacht auch nicht verwunderlich ist. Wenn ich mir dann noch vorstelle, daß Du ab morgen Abend wieder alleine bist, steigen mir die Angstperlen auf die Stirn. Vielleicht ist das Ganze doch zu hoch dosiert gewesen und wir sollten jetzt erstmal eine Pause einlegen. Zu Hause kann ich Dich wieder ein wenig mobiler machen und dann mit halber Dosis neu beginnen.

Doktor A. ist immer noch nicht da. Mein Blut kocht, meine Nerven sind bis zum Zerreißen gespannt. Wieder melde ich mich bei der Schwester. Sie versichert mir, daß sie dem Arzt bescheid gesagt habe. Jetzt ist es soweit. Ich rufe Papa an, daß er uns sofort hier abholen soll. Dana rufe ich auch an. Ich habe ein Rezept für eine Sauerstoffflasche zu Hause. Das soll sie im Sanitätshaus abgeben mit dem Hinweis, daß möglichst in den nächsten 24 Stunden geliefert werden müsse, weil wir morgen zu Hause sind.
Dreiviertel zwölf ist alles geregelt. Papa ist auf dem Weg. Er hat sich das Auto von Winklers ausgeliehen, weil Du darin bequem liegen kannst. So wirst Du die zehn Stunden hoffentlich einigermaßen überstehen.

Du hast jetzt genug Sauerstoff und „Pullerspritzen“ bekommen, so daß Du immer noch ruhig schläfst. Ich hole mir die Adresse aus Österreich und das gesamte Programm der Medikamente, die mit dem Hauptmedikament gekoppelt gege-

ben werden müssen. Wir werden es zu Hause ruhiger angehen lassen.
Jetzt bin ich erstmal froh, daß Du wieder aus den Augen gucken kannst und Deinen Nachtschlaf nachholst. Die „Wasserspritzen" haben gut geholfen. Du bekommst Deine Augen wieder auf und Deine geschwollenen Fingen kannst Du auch wieder bewegen.
Gleich gibt es Mittagessen. Frühstücken konntest Du nicht, weil Dir die Luft fehlte. Vielleicht verträgst Du wenigstens ein wenig zu Mittag. Nach dem Essen werde ich meinen entgangenen Nachtschlaf in Form eines ausgiebigen Schläfchens nachholen.

Nach dem Mittag kommt endlich der Doktor. Ich hatte mich aus dem Zimmer geschlichen, um den Doktor, wo immer ich ihn finden würde, zur Rechenschaft zu ziehen.
Da er merkte, daß ich sehr aufgebracht war, versicherte er mir, sofort auf Dein Zimmer zu kommen. Ich lief schnell in die Küche, um unser Mittagessen auf das Zimmer zu bestellen. Als ich Minuten später wieder bei Dir oben war, kam der Doktor mir schon auf dem Flur entgegen. Ich lief zu Dir ins Zimmer und fragte Dich, was denn dabei raus gekommen sei und Du sagtest „Gar nichts. Er kam nur kurz rein, fragte, wie es mir ginge, und war weg, ehe ich Luft holen konnte, um etwas zu erwidern."

Ich lief sofort wieder aus dem Zimmer und dem Doktor hinterher. Ich fragte ihn, was das zu bedeuten habe, daß er nicht warten könne, bis ich wieder im Zimmer sei. Er sprach von Zeitdruck und daß es ihm wegen dieses Zwischenfalls unendlich Leid täte und daß sich so etwas sicher nicht wiederholen werde. Das konnte ich nur bekräftigen, da wir am nächsten Tag abreisen würden und er die Papiere vorbereiten möchte. Zu meinem Entsetzen hörte ich dann noch, daß man die Nachtschwester entlassen wolle. Das ist der Gipfel! Eine Nachtschwester für fast fünfzig Patienten, und nach der Fernsehsendung davon bestimmt fünfzig Prozent schwerster Krebspatienten. Eine Schwester kann auch nicht mehr als arbeiten. Vielleicht sollte sich der Herr Chefarzt einmal darum kümmern, daß bei diesem Ansturm der Patienten auch das Personal dementsprechend aufgerüstet werden sollte. Aber die Kleinen abzuschießen, ist ja so viel leichter!
Ich bin sehr enttäuscht von der Klinik, aber nicht von den Medikamenten. Schade nur, daß beides nicht in Einklang gebracht werden konnte. Man sieht ganz deutlich die Dollarnoten in den Augen - und das ist eine schlechte Vorraussetzung für wirkliche Hilfe.

Freitag, 6. November

Papa kam wie versprochen gegen acht Uhr. Er schlief über Nacht unten im Dorf, so daß er frisch für die Rückfahrt war. Wir hatten auch schon gepackt, frühstückten noch und dann ging es Richtung Heimat. Dieses Gefühl gab Dir neue Kräfte. Die Vorstellung, wieder bei Dana in Eurer schönen neuen Wohnung sein zu können, verhalf Dir zu gutem Gefühl.

Die Rückfahrt hast Du gut überstanden. Zeitweise schliefst Du hinten und zeitweise hast Du gesessen. Nach dem Schlafen fühltest Du Dich gut und wir machten uns den Spaß, Papa wegen seines sehr ruhigen Fahrstils hochzunehmen. Auf der Autobahn fährt dieser Mensch mit hundert, hundertzehn Stundenkilometern! Du hattest ja wie meistens keine Prothese angeschnallt und Papas Rückenlehne besaß die perfekte Höhe. So konntest Du Dein Bein dort ablegen. Du bohrtest mit Deinem rechten großen Zeh in Papas Ohr und hast Dich köstlich amüsiert. Du meintest, daß Du aufhören würdest, wenn Papa endlich das Gaspedal entdeckte. Papa fand das mit Deinem operierten Bein gar nicht komisch, um so mehr Spaß hattest Du daran, weiter zu bohren.

Als wir dann endlich bei Schwerin die Autobahn verließen, hat Papa die erste Kurve gleich noch mit seinen hundert Stundenkilometern genommen. Das fand Papa nun wieder sehr komisch,

weil es Dich in dem Moment aus dem Sitz gehoben hatte und Du Dich auf der Luftmatratze wiederfandest. Jetzt hast Du aber etwas verdattert geguckt und Papa konnte sich amüsieren.
Je näher wir unserem Zuhause kommen, desto aufgeregter wirst Du und desto schlechter wird es wieder mit Deiner Luft.
Papa fährt jetzt ganz vorsichtig, weil Dir jede kleine Erschütterung maximale Probleme bereitet. Ich versuche Dich zu beruhigen, indem ich Dir erzähle, daß die Sauerstoffanlage bereits zu Hause ist und daß Dana auch jeden Moment von der Arbeit kommen müsse. Es hilft leider nicht viel. Deine Lippen verfärben sich wieder blau und Schweißperlen treten Dir auf die Stirn. Ich bitte Papa, doch etwas schneller zu fahren. Im Auto klappt die Beatmung doch nicht optimal.

Als wir endlich in Eurer Wohnung ankommen, hängt ein Zettel an der Tür, auf dem wir lesen, daß die Sauerstoffflasche nicht geliefert wurde. Du steigerst Dich immer mehr in Panik. Ich setze Dich in die Stube und telefoniere umher.
Zuerst versuche ich es bei unserem Hausarzt. Der ist mal wieder nicht erreichbar. Dann wähle ich die Nummer des Bereitschaftsarztes. Dort bekomme ich die Nummer der DRK-Stelle, aber leider endet auch dieser Versuch ohne Erfolg. Sie haben keine Sauerstoffarmaturen in Reserve. Jetzt bleibt mir nur noch die Notrufnummer. Sie

wollen sich erkundigen, wo ich kurzfristig eine Anlage bekommen könnte. Zuletzt fällt mir Danas Schwester ein. Sie arbeitet bei Frau T., einer Internistin. Ich frage, ob ich nicht ihre Notfallflasche haben könne. Wenn sie auch nur für ein paar Minuten reicht, so gibt sie Dir doch eine gewisse Ruhe. Frau T. ist einverstanden und will gleich selbst vorbeikommen.
Jetzt setze ich mich noch einmal mit dem Sanitätshaus in Verbindung und frage nach der Anlage. Mir wird bestätigt, daß das Rezept in Auftrag gegeben wurde und daß meine Sache dringlich behandelt wird. Gegen neun Uhr ist die komplette Armatur dann da. Dank denen, die sich wirklich bemüht haben, Martin Sauerstoff zu beschaffen.

Frau T. hat Dir gut gefallen. Sie strahlt sehr viel Ruhe aus und ist immer erreichbar. Das tut Dir gut. Bei ihr fühlst Du Dich sicher und Du kannst mit ihr reden, ohne das Gefühl zu haben, Du würdest ihr die Zeit rauben. Kurz, sie ist diejenige, die Du ab sofort als Hausärztin haben möchtest. Ich sage Dir, daß es sicher keine Probleme geben wird, da wir ja freie Arztwahl haben. Frau T. müßte damit einverstanden sein, dann wäre das wohl in Ordnung.

Samstag, 7. November

Ich habe heute Frau T. angerufen und ihr Deinen Wunsch mitgeteilt. Sie ist nicht begeistert, was ich gut verstehen kann. In einem so kleinen Ort wie unserem nimmt man nicht einfach einem Kollegen den Patienten weg. „Aber in unserem Fall ist das etwas anderes", versuche ich einzulenken, denn es ist der Wunsch eines Sterbenden, sie als Hausärztin zu haben, und da sollte alles andere nebensächlich sein. Du hast auch noch einmal mit ihr gesprochen. Sie willigt ein.

Sonntag, 8. November

Du hast sehr starke Schmerzen. Sie gehen vom Schulterbereich aus, nicht von Deiner inzwischen riesigen Metastase. Da Du nicht mehr alleine sein willst, wechsle ich mich mit Dana bei Deiner Betreuung ab. So bist Du rund um die Uhr versorgt und brauchst keine Angst zu haben, daß etwas passiert, wenn keiner da ist.

Du sitzt in Deinem Wohnzimmer und weinst. Es ist ein Weinen des Schmerzes, nicht der Hoffnungslosigkeit oder der Wut. Dieses Weinen geht mir so nah. Es verursacht auch in mir einen heftigen Schmerz.

„Mutti, ich halte die Schmerzen nicht mehr aus, hilf mir doch." Ich rufe Frau T. an. Kurze Zeit später ist sie da und Du bekommst zum ersten Mal Morphium. Die Schmerzen werden aber nicht weniger. Ich klebe Dir zwei Stunden später das Morphinpflaster. Ich hatte mich mit Frau T. über dieses Pflaster unterhalten und sie beruhigte mich, daß Dir nichts passieren würde. In der Zwischenzeit ist auch Großmutti gekommen. Sie ist bei Heidi zu Besuch. „Das war ein Bild zum Erbarmen, Martins Kopf an Deiner Schulter und dann dieses Schluchzen, daß er die Schmerzen nicht mehr aushalten könne“, sagt sie hinterher. Ich kann es einfach nicht ertragen, halte Dich ganz fest und weine mit Dir.

Ich rufe Frau T. noch einmal an. Sie kommt ziemlich zeitgleich mit Dana. Ich gehe mit Großmutti nach Hause. Mir fehlt jetzt die Kraft. Nach zwei Jahren ist auch bei mir der Akku leer. Dieses Leiden, das ständige Quälen - ich kann das nicht mehr ertragen. Ich bin ausgepowert, habe die notwendige Stärke nicht mehr, neben Dir zu sitzen und Dein Leid zu ertragen. Am Anfang konnte ich Dich noch trösten, habe geweint, wenn es keiner sah. Heute schaffe ich das nicht mehr. Ich beherrsche meine Tränen nicht. Jetzt weine ich gemeinsam mit Dir. Ich kann seit Ewigkeiten nicht mehr richtig schlafen, und wenn, träume ich solch einen Mist zusammen, daß ich gar nicht wieder einschlafen will. Ich stehe nachts auf, hänge Wäsche auf, bügle oder tue irgend etwas. Alles, was ich am Tag nicht schaffe und was nachts keinen stören kann.

Ich rufe später noch einmal an und frage, wie es Dir jetzt geht. Dana erzählt, daß Frau T. um das Schulterblatt gequaddelt hätte und daß Du jetzt eine Erleichterung verspüren würdest. Sie hätte Dir auch noch ein Schlafmittel gespritzt und so hoffe ich, wirst Du die Nacht gut überstehen.

Sonntag, 15. November

Gestern quaddelte Dich Frau T. noch einmal und stellte Dich auf Morphiumtabletten ein. Deine Thymusspritzen sind auch da, und so bekommst Du diese gleich dazu. Das Medikament ist bestellt. Ist leichter, als ich gedacht habe. Es würde per Nachnahme geschickt und innerhalb von drei Tagen war es da.
Heute war der bisher schlimmste Tag Deiner Krankheit.
Wir saßen am Mittagstisch, als das Telefon klingelte. Papa nahm den Hörer ab, meldete sich, horchte kurz und legte wieder auf. „Das war Dana. Martin bekommt keine Luft“, sagte er. Es war noch gar nicht ganz ausgesprochen, da rannten wir auch schon zum Auto und fuhren los. Bei Dir angekommen, sprang ich aus dem Auto. Irgendwer hielt mir schon die Tür auf. Als ich in die Küche stürzte, dachte ich: „Das kann nicht sein!“ Ich war total schockiert. Du warst völlig verkrampft und Dein Gesicht leuchtete regelrecht blau. So etwas hatte ich noch nie gese-

hen! Ich konnte Dich nicht bewegen, weil Du Dich mit beiden Händen am Tisch festgekrallt hattest. Dein Nacken war ausgesprochen steif und ich mußte mich seitlich über Deinen Schoß legen, um Dich beatmen zu können. In der Zwischenzeit versuchten Papa, Dana und eine Nachbarfamilie den Notarzt zu alarmieren. Ab und an hast Du aspiriert und ich konnte Dir den Mund mit einem Taschentuch sauber wischen. Ich weiß nicht mehr, wie lange ich Dich beatmet habe und was sonst noch passierte. Aber immer und immer wieder holte ich irgendwas aus Deinem Mund. Jedesmal nach dem Beatmen hast Du etwas hochgebracht. Irgendwann löste sich Dein Krampf. Deine rechte Hand fiel vom Tisch und schaukelte an deinem Körper. 'Oh Gott, jetzt bist Du tot!' habe ich gedacht. Ich rief nach Papa, daß er Dich halten solle, da ich auf der anderen Seite stand und Dich nicht mehr halten konnte. Ich bekam gar nicht mit, daß Dein dunkelblauer Teint heller wurde. Erst als ich Dich jetzt ansah und Du Deine Augen öffnetest und sagtest: „Alles ganz weiß, alles ganz weiß und schön", da wußte ich endlich, daß Du nicht gegangen warst. Mein Herz krampfte sich zusammen. Ich zitterte am ganzen Leib und hätte laut schreien können. Du mein geliebter Engel bist wieder da! Hast mich nicht verlassen! Oh Gott, welche Leere und riesige Angst in mir war!

Dann sagtest Du: „Mutti, wo ist der Hubschrauber?“ Nun sah ich auch, daß der Krankenwagen eingetroffen war. Du warst sehr enttäuscht darüber. Nicht einmal in diesem Zustand würde Dir ein Flug per Hubschrauber zustehen. Was Du schon alles versucht hättest, um einmal in den Hubschrauber zu kommen - und nun hat es wieder nicht geklappt. Es war aber immer noch kein Arzt dabei. Die beiden Sanitäter legten einen Venenzugang. Das war alles. Dann kam Frau T. Sie war ebenfalls schneller als der Notarzt. Soviel zum Thema „Notruf“. In unserem Fall hätte das Notrufsystem nicht mehr rechtzeitig funktioniert. Mehr als fünfzehn Minuten hat es gedauert, bis der Krankenwagen, allerdings ohne Arzt, vor Ort war. Trauriges Ergebnis!
Dir ging es jedenfalls wieder einigermaßen gut, bevor alle kamen, und darüber war ich sehr glücklich. Du hattest Dich an einem Stück Fleisch verschluckt, stellten wir dann später fest. Frau T. hatte Dir gestern noch gesagt, daß Du nichts Hartes mehr essen sollst, außer es sei durch den Wolf gedreht worden.

Oh Gott, meine Beine drohten mir plötzlich den Dienst zu versagen. Mir wurde richtig bewußt, daß ich Dich heute hätte verlieren können, wenn Papa nicht das Auto draußen stehen gelassen, Dana mich nicht vor allen anderen angerufen hätte und, und, und... Ich fühlte mich entsetzlich!

Es gab noch einmal eine kleine Aufregung, als der Notarzt meinte, Du müßtest mit in die Klinik. Ich beruhigte Dich sofort, weil Du gleich wieder Luftnot bekamst, und gab Dir erneut das Versprechen, daß Du nirgendwo mehr hingehen würdest, solange Du es nicht wolltest. So brachten wir Dich dann ins Wohnzimmer, ich unterschrieb kurz, daß Du auf eigene Verantwortung zu Hause bleiben werdest - und der ganze Spuk war vorbei.

Papa und ich fuhren nach Hause. Christopher und Robert berichtete ich kurz das Vorgefallene und betonte, daß es Dir jetzt wieder besser ginge.

Papa ist mit den Hunden und Karli spazieren gegangen und ich sitze im Wohnzimmer und heule, was das Zeug hält. Ich bin fertig, total überfordert und endgültig am Ende meiner Kräfte. Die Vorstellung, daß ich Dich nicht wieder gekriegt hätte, die Angst, ich könnte das nächste Mal nur eine Sekunde zu spät kommen, bringen mich um.

Mir geht so viel durch den Kopf. Ich mache Wiederbelebungsversuche und denke dabei, ob es richtig ist, Deine Qualen zu verlängern. Immer wenn ich Luft geholt oder Deinen Mund ausgewischt habe, sagte ich: „Ich laß Dich los, wenn

Du gehen möchtest." Im nächsten Augenblick pumpe ich wieder Luft in Dich hinein, so viel meine Lunge nur hergab. Als dann Dein Arm vom Tisch fiel, Du mit Deinem Körper langsam zur Seite sankst, hatte ich gedacht, Du hättest mich gehört und wärst gegangen. Welch große Leere! Es waren nur Bruchteile von Sekunden, aber diese Leere war kaum zu ertragen. Ich fühlte ständig Deinen Puls und lauschte auf Deine Atmung, aber da war wohl bloß noch mein Herz zu spüren, das mir bis zum Hals schlug, und meine Atmung zu hören.

Ich flattere noch immer an Händen und Füßen und habe maximale Probleme, mich zu beruhigen. Du bist jetzt so anschmiegsam, läßt Dich wieder streicheln und küssen, als wenn Du nicht genug Streicheleinheiten kriegen könntest. Es ist so schön in Deiner Gegenwart. Die Angst macht sich mehr und mehr breit. Sollte es jetzt wirklich soweit sein, daß wir Abschied nehmen müssen? Der Gedanke macht mich fertig. Aber dann denke ich auch, ich darf nicht egoistisch sein und klammern. Du hast jetzt soviel auszuhalten, da wäre es einfach unfair, Dir immer und immer wieder zu sagen, daß Du kämpfen sollst und mich nicht alleine lassen darfst.

Seit dem schrecklichen Sonntag bist Du voller Angst. Du traust Dich nicht mehr zu essen, verfällst in Panik, wenn Du nur eine Minute allein im Zimmer bist. Deine Nerven liegen blank und Du fragst mich ständig: „Mutti, was soll ich gegen diese Angst tun? Sie beherrscht mich. Sie ist ständig da. Ob in der Nacht oder am Tag. Ich werde sie nicht wieder los. Dabei wollte ich doch wiederkommen. Ich habe mich doch noch nicht verabschiedet. Das war für mich der schlimmste Gedanke: Ich habe noch nicht Tschüß gesagt."

Wie solltest Du auch diese Angst wieder loswerden? Du brauchtest sehr lange, um akzeptieren zu können, daß Dein Bein nicht mehr da ist. Jetzt warst Du auf der anderen Seite des Spiegels, und wenn es Dir auch Ruhe und angenehme Erinnerungen bringt, hast Du Angst zu sterben. So ein Erlebnis kannst Du nicht einfach wegstecken und zum Alltag übergehen. Es muß nach und nach verarbeitet werden. Du sagtest auch, daß Du keine Angst vor dem Tod hättest, jedoch Angst vor dem Sterben. Ich fragte Dich nach dem Unterschied und Du sagtest: „Der Tod birgt etwas Geheimnisvolles und ich weiß, es geht nach dem Tod weiter. Die Erscheinungen, das Wesen im Februar, die vielen Glühwürmchen und das helle Licht am Sonntag, das sind Sachen, die mich beruhigen, die mir die Angst vor dem Tod nehmen. Aber Sterben heißt Qualen und Verlust des Lebens. Des Lebens, das mir noch viel Geheimnisvolles vorenthält. Der Verlust meiner

Freunde, Verwandten und Bekannten. Ich hätte auch noch gerne ein Baby. Etwas, daß auf dieser Seite des Spiegels von mir bleibt. Es kann mein Leben weiterleben. All das Schöne in sich aufnehmen, das ich nicht mehr erleben darf."

Als wir uns in Edenkoben über die Lichter unterhalten hatten, sagtest Du: „Mutti, je schlechter es mir geht, desto deutlicher kann ich voraus sehen, was passieren wird. Manchmal habe ich das Gefühl, genau diese Situation schon einmal erlebt zu haben. Ich kann Dir dann genau sagen, was in der nächsten Minute passieren wird. Und es stimmt. Vielleicht habe ich diese Krankheit schon einmal gehabt und nicht besiegen können. Vielleicht ist es mein Schicksal, daß ich derjenige sein werde, der diese Krankheit besiegen wird. Mama, ich glaube, ich habe dieses Leben schon einmal gelebt."

Freitag, 20. November

Ich habe für Dich jetzt ein Krankenhausbett bestellt. Du schläfst nur noch im Sitzen und auf Eurer ausgeklappten Couch sieht das so traurig aus, daß ich denke, es wird Zeit, Dir etwas Bequemeres zu besorgen. Als ich Dir davon erzählte, schimpftest Du erstmal wieder wie ein Rohrspatz, genauso wie bei der Sauerstoffflasche. Irgendwann wirst Du froh sein, daß das Bett bei uns zu Hause abrufbereit steht.

Du bist jetzt schon ziemlich hoch auf Morphium eingestellt und schläfst deshalb viel und ruhig. Kein extremes Herzklopfen und keine Atemnot mehr, die Dich immer und immer wieder hochschrecken lassen. Bei der kleinsten Anstrengung, sei es nur Reden oder ordentliches Hinsetzen, bekommst Du sofort blaue Lippen. Die Schmerzen nehmen wieder zu. Kein Wunder bei dieser riesigen Metastase. Ich kann sie mit meinen zwei Händen nicht mehr umfassen. Gestern massierte ich Dich wieder. Du sagtest, wo es weh tut, und ich versuchte, Dir etwas Erleichterung zu bringen. Das hilft nicht gegen Deine Schmerzen, aber Du genießt es in vollen Zügen. Manchmal schläfst Du dabei ein, und das ist doch auch sehr viel wert.
Einmal sagtest Du, daß Du den Frosch in Deinem Hals nicht los würdest und daß ich mir die Arme und den Rücken verstärkt vornehmen solle. Ich fing am Hals an. Unmittelbar links neben der Luftröhre spürte ich eine etwa hühnereigroße Metastase, die Dir das Essen wie auch das Luftholen so erschwert. Am rechten Oberarm ist ebenfalls eine Metastase sichtbar geworden. Auch die Schmerzen, die Du seit Tagen in der Nierengegend hast, lassen auf eine Metastase schließen. Sie ist zwar noch nicht sichtbar, aber schon gut tastbar. Ich massierte zu Deiner Entspannung vorsichtig weiter und Du schliefst dann auch schnell ein.

Oh, mein Liebling, wenn Du doch nicht mehr diesen starken Willen hättest. Du leidest und quälst Dich jetzt schon so viele Wochen. Wie soll es werden, wenn das Scheißding am Hals noch mehr drückt? Wenn Du doch endlich sagen würdest: „Es reicht!"
Ich wünsche mir nichts mehr, als daß Du ruhig einschläfst und hinübergehst. Du sollst keine Luftnot, keine Angst und keine Schmerzen mehr spüren...

Großmutti rief gestern an. Sie sagte, daß sie zuvor mit Dir telefoniert habe, und fing an zu weinen. Ich fragte, was denn los sei und sie sagte, daß Du Dich auf Deine Weise bei ihr verabschiedet habest. Sie verabschiedet sich immer mit den Worten: „Martin, ich drück Dich ganz doll", darauf hättest Du gestern geantwortet: „Ich liebe Dich auch." Das hättest Du noch nie zu ihr gesagt, und nun ist sie sehr aufgewühlt.
Es ist gut, daß Du damit anfängst. Nach dem bewußten Sonntag sagtest Du mir, daß das Zweitschlimmste, nach der Angst, ersticken zu müssen, die Angst sei, keine Zeit mehr zu haben, um sich noch verabschieden zu können. Du bist froh, daß ich Dich wiedergeholt habe, damit Dir jetzt die Zeit zum Abschiednehmen bleibt.

Die Tage vergehen viel zu schnell. Du hast mal einen guten, mal einen schlechten Tag. Es ist schön, daß ich stundenweise bei Dir sein kann. Wir haben viel zu reden. Du läßt Dich gerne verwöhnen und genießt es in vollen Zügen.

Gestern kam nun endlich Dein Bett. Erstmal hast Du wieder gemault, als ich es Dir sagte. Ich versicherte Dir, daß das Bett bei uns stehen bleibe. Papa hat Maß genommen, ob es in Eure Ein-Raum-Wohnung paßen würde. Es wäre möglich. Wenn die Sitzecke vorgezogen wird, paßt es genau unter das Fenster. Du warst schließlich doch damit einverstanden, daß Papa das Bett bei Euch aufbaut. Du wolltest aber erst noch einmal mit Dana reden. Dana war dagegen. Sie meint, das Bett passe nicht. Sie ist ein bißchen wie Du. Erstmal dagegen maulen, ohne nachzudenken. Dabei ist sie zweiundzwanzig Jahre alt geworden. Läuft irgendwas nicht nach ihrem Sinn, werden Hörner ausgefahren. Manchmal habe ich das Gefühl, sie hat die Tragweite dessen, was auf sie zukommt, noch nicht erfaßt. Vielleicht ist sie auch nur kaputt. Jede Nacht wird sie mehrmals von Dir geweckt und morgens muß sie zur Arbeit. Das schlaucht gewaltig. Reden kann ich mit ihr gar nicht mehr. Sie geht, wenn ich komme, und umgekehrt. Es wären ja auch Gespräche, die Du nicht hören sollst, damit Du Dich nicht unnötig aufregst. Keiner von uns hat meiner Meinung nach irgendetwas wichtiger zu nehmen als Dich! Nichts anderes steht jetzt auf der Tagesordnung. Das sieht Dana aber nicht so. Jedenfalls eskalierte es eines Tages.

Dana hatte Spätschicht und ich konnte mal wieder meiner eigentlichen Arbeit nachgehen. Ich war gut drauf, weil ich ganz alleine schon früh um sieben Uhr im Laden stand und vor mich hinwerkelte. Das machte mir Spaß und mein Kopf wurde mal wieder frei. Gegen zehn Uhr rief Dana im Laden an, ich solle kommen. Du würdest mal wieder "rumspinnen". Ich dachte, ich höre nicht richtig. Die Tür war schon auf, als ich kam. Dana stand im Flur und fönte sich die Haare und Du saßt auf der Toilette mit großen Kullertränen. Dein immer härter werdender Stuhlgang trieb Dir die Angstperlen auf die Stirn. Diese Anstrengung bedeutet ja auch gleich wieder akute Luftnot. Ich half Dir, so gut ich konnte, und nach einiger Zeit hattest Du die Prozedur überstanden. Total fertig brachte ich Dich in die Stube zurück. Du warst traurig und wütend. So richtig konnte ich Deinen Gemütszustand gar nicht einordnen. Ich blieb bei Dir und Dana ging zu ihrer Mutti. Du sagtest, daß Du überfordert seiest, wenn Dana Spätdienst habe. Sie sei so hektisch und verbreite Unruhe. Du fändest es schön, wenn Dana nur Frühdienst machen könnte, da ich Dir früh die Zeit lasse, die Du benötigst, um wach zu werden. Ich antwortete Dir, daß es mir recht sei. Ich kann immer für

Dich da sein, so, wie Du mich brauchst. Dana steht im Arbeitsverhältnis und da geht es natürlich nicht so, wie Du es Dir wünschst. Auch würdest Du gerne das Bett haben. Papa hatte Dir erzählt, was für Spiele man damit machen kann. Aber Dana beharrte eigensinnig auf ihrem Nein. Sie hat sich da in etwas hineinmanövriert, das sie wahrscheinlich nicht mehr überschauen kann. Jetzt kam immer deutlicher zum Vorschein, daß Du wieder nach Hause wolltest, weil Du Dich bei mir sicherer und besser behütet fühltest. Allerdings möchtest Du nur nach Hause kommen, wenn Dana mitkommt. Du brauchst uns beide sehr. Dana zum Kuscheln und Schmusen und mich für alles andere. Du kannst nur glücklich sein, wenn wir beide an Deiner Seite sind. Wir sind nun mal beide die wichtigsten Personen in Deinem Leben, und da sollte keine von uns eine Vormachtstellung einnehmen wollen.

Am nächsten Abend saßen wir bei Haucks. Wir haben Dir immer die Telefonnummern gegeben, damit Du mich jederzeit erreichen konntest. Gegen zehn Uhr klingelte das Telefon. Wir sollten Dich sofort abholen, weil Du jetzt nach Hause wolltest. Dana hatte Deine Sachen schon zusammengepackt und so lagst Du innerhalb einer halben Stunde in Deinem neuen Bett. Einige Tage später kam auch Dana nach und Deine Welt war wieder in Ordnung. Ich konnte sofort spüren, daß Du glücklich warst, uns beide wieder an Deiner Seite zu haben.

Täglich kommt eine Physiotherapeutin, um Deine Verspannungen zu massieren. Die Lymphdrainage ist auch eine Art Massage, welche Dir Deinen Wasserpegel im Körper etwas niedriger halten soll. Das Wasser nimmt enorme Ausmaße an, so daß wir nur noch mit der Lymphdrainage Erfolg haben. Deine Hände sind nicht mehr so verquollen und Du kannst auch die Arme, besonders den rechten, wieder etwas beugen und bewegen.

Dein Geburtstag, der 29. November, rückte langsam in greifbare Nähe. Du wolltest nicht viel Trubel, weil es Dich zu sehr anstrengen würde. Da Du keine Wünsche mehr hattest und ich eine traurige Geburtstagsfeier für Dich ablehnte, mußte ich mir etwas einfallen lassen. Dana erzählte mir, daß Peter und Manuela kommen und Dich überraschen wollten. Ich fragte die Fußballfrauen, ob sie ihren Tanz, den sie zum Dorffest einstudiert hatten, bei uns tanzen würden. Sie willigten sofort ein. Dana ließ für Dich eine Herztorte backen mit der Aufschrift „Ich liebe Dich“. Irgendwie hatten wir doch alle unsere kleinen Überraschungen für Dich vorbereitet.

Montag, 30. November

Gestern war nun Dein Geburtstag. Er fiel dieses Jahr auf den ersten Advent. Du warst unwahrscheinlich gut drauf. Deine Anlaufphase ist zwar immer länger geworden, die Luft ist sehr knapp und Dein Wasserspiegel um ein Vielfaches erhöht, dennoch wollten wir versuchen, alles einigermaßen zu überstehen. Du kamst mit Dana in die Küche. Dein Weg ist von vielen Verschnaufpausen unterbrochen, da wir immer noch keinen Rollstuhl haben. Wir stellen nach jedem Meter einen Stuhl auf, damit Du immer wieder verschnaufen kannst. Papa und ich zünden die Kerzen an und Dana kommt mit Dir in die Stube. Du bist erst einmal froh, wieder sitzen zu können. Das Auspacken ist für Dich eine harte Kraftprobe. Wie schwach Du schon bist und wieviel Mühe es Dir macht, die Schleifen und das Papier zu entfernen! Ich bringe Dir eine Schere, aber Du willst es alleine schaffen. Immer und immer wieder setzt Du Dir diese kleinen Ziele.

Papa und ich haben Dir Computerspiele geschenkt. Als Du endlich mit dem Auspacken fertig bist, stellen wir fest, daß sich nicht eine CD im Paket befindet. Das ist ein Schock für uns alle. Nicht nur Du bist traurig und entsetzt. Wolltest Du doch gleich ein Spielchen mit Robert wagen. Papa sagte, daß er die Spiele bei ... gekauft habe und nicht verstehen könne, weshalb die Packungen leer seien.

Christopher hat Dir ein Schneegestöber und einen Brotkorb aus Gips gebastelt, schön bunt bemalt. Zum An-die-Wand-Hängen. Robert schenkt Dir einen Kettenanhänger mit Deinem Sternzeichen aus Silber, mit Gold abgesetzt. Dies liegt in einer kleinen Schachtel, mit viel Watte verpackt, wo Du ihn nicht gleich findest. Da geht dann doch etwas Gelächter durch den Raum. Aber nach genauerem Suchen kommt der kleine, so wunderschöne Anhänger zum Vorschein. Dana ist die Letzte. Sie überreicht Dir ein schönes, weiches Kopfkissen, weil Du ja immer ihres nahmst, und die besagte Torte. Die kleine Herztorte ist wirklich allerliebst.

Jetzt war die erste Hürde genommen und Du hattest Zeit, Dich auszuruhen und auf Deine Geburtstagsgäste vorzubereiten. Gegen halb vier saßen wir dann am Kaffeetisch. Ein ganzes Stück von Danas Herztorte hast Du gegessen. Ich war sehr stolz auf Dich. Daß noch etwas passieren würde, dachtest Du, da Papa und ich das hintere Wohnzimmer ausgeräumt hatten. Als Du die Fußballfrauen dann am Küchenfenster vorbei laufen sahst, ahntest Du, was kommen würde. Es regte Dich leider mehr auf, als ich vermutet hatte. Die Frauen erwarteten Dich, aber genau in diesem Augenblick wolltest Du die Darbietung nicht mehr. Ich hatte den Frauen im Vorfeld gesagt, daß der Auftritt auch ausfallen könne,

wenn Du Dich nicht so fühltest. Du setztest Dich ins vordere Wohnzimmer, so daß ich jederzeit die Tür hätte zumachen können und der Trubel damit für Dich zu Ende gewesen wäre. Kurze Zeit nach Tanzbeginn holte mich Papa zu Dir. Du weintest ganz bitterlich.
„Es ist ja wirklich lieb von Dir gedacht, aber die Frauen wären nicht gekommen, wenn ich nicht so krank wäre. Jetzt habe ich erst recht das Gefühl, daß es mein letzter Geburtstag sein wird."

Ich fühlte mich schrecklich. Genau das wollte ich nicht. Die Frauen hatten noch jede eine rote Rose für Dich, aber die habe ich in Deinem Namen entgegengenommen und sie Dir in die Küche gebracht. Ich setzte mich kurz zu den Frauen und bedankte mich ganz herzlich. Kurz bevor sie aufbrechen wollten, kamst Du doch noch in das Zimmer und bedanktest Dich. Später in der Küche fiel mir auf, daß Du ohne Hilfe und ohne Sauerstoffschlauch von der Küche bis in Papas Zimmer gegangen warst. Als ich Dich daraufhin ansprach, erwidertest Du, daß die Fußballfrauen Dich nicht unbedingt so hilflos sehen müßten. Was die Eitelkeit doch bezwecken kann!

Es war ein wirklich gemütlicher Tag. Die Alten saßen in der Küche und Du und Deine jungen Leute im Wohnzimmer. Gegen acht kamst Du zu mir in die Küche und sagtest, daß Du kaputt seiest und gerne ins Bett möchtest, aber Deinen Besuch ja nicht rauswerfen könntest. Ich sagte Dir, daß es da gar keine Probleme gäbe. Die jungen Leute könnten mit in Dein Zimmer kommen. Wenn Du einschliefst, wäre es gut, und wenn nicht, dann auch. Da Du ja nicht mehr alleine bleiben wolltest, war es für Dich eine günstige Lösung.

Heute kommst Du gar nicht aus dem Bett. Ich dachte, daß es die Nachwirkungen von gestern seien, aber den ganzen Tag ging überhaupt nichts. Mit Müh und Not bekamen wir Dich nachmittags in die Küche, und das auch nur für einen kleinen Augenblick. Du warst so kraftlos und wolltest nur noch schlafen. Dann bist Du wach geworden und warst sehr unzufrieden, hilflos und traurig.
„Mutti, wann kommt denn endlich das neue Medikament, damit wir wieder anfangen können? Ich fühle mich so kraftlos. Ich muß unbedingt mit dem Medikament anfangen."
„Ich habe es ja schon bestellt, aber es ist noch nicht da." Dann fingst Du zu weinen an.
„Ich will nicht sterben. Warum muß ich sterben? Ich bin doch noch so jung, aber ich habe keine Kraft mehr und eigentlich will ich auch gar nicht länger".
„Ich weiß nicht, warum wir nicht als Sieger aus diesem Kampf hervorgehen können. Und was

viel schlimmer ist, ich weiß nicht mehr, was wir weiter versuchen können."
„Mutti, ich möchte doch noch soviel erleben. Warum nur soll ich gehen? Ich habe keine Kraft mehr zu kämpfen und dagegen anzugehen."
„Ich weiß, Liebling. Aber wer immer Dich von mir wegholt, muß einen sehr guten Grund haben. Du bist vielleicht zu gut für diese Welt und zu etwas Höherem berufen."
„Ich möchte nicht gut sein. Ich will ganz schlecht sein, ganz schlecht, wenn ich dafür auf dieser Welt bleiben darf!"

Oh, wie weh mir diese immer häufiger werdenden Unterhaltungen tun. So hilflos fühle ich mich und keine Macht der Welt gibt mir die Kraft, Dich festzuhalten. Wir reden viel über Deine Erlebnisse, und der Gedanke an die Lichter und Gestalten bringt Dich zur Ruhe. Du willst nur unbedingt noch einmal die neuen Computerspiele spielen.
Papa mußte heute wieder zur Arbeit und rief mich von unterwegs an, daß es in diesem Spielzeuggeschäft immer so sei, daß man die CDs erst nach dem Bezahlen erhält. Toll wäre, wenn man es dem Kunden an der Kasse auch sagen würde.

Dienstag, 1. Dezember

Heute ist nun endlich, nach vielem Telefonieren, ein Rollstuhl für Dich da.

Es ist etwa zehn Uhr abends. Dana und ich sitzen an Deinem Bett. Du bist sehr schwach und kannst aus eigener Kraft nicht mehr laufen. Du wirst von Stunde zu Stunde schwächer und das Wasser nimmt immer mehr zu.

Heute früh erzähltest Du mir, daß Du von Deinem Sterben geträumt und sehr viel Angst vorm Sterben hättest.

Deine Luft wird immer weniger. Du kannst kaum noch sprechen und das Schlucken fällt Dir sehr schwer. Heute konntest Du kaum Flüssigkeit zu Dir nehmen. Du hast Angst, zu verhungern und zu verdursten. Ich versuche Dich zu beruhigen, weil Du ja über Infusionen genügend bekommen kannst, um nicht zu verhungern oder zu verdursten. Das beruhigte Dich fürs erste. Dennoch bist Du zwischen dem Wunsch zu sterben und der Hoffnung auf ein Weiterleben hin und her gerissen, willst das Medikament einerseits weiter nehmen, andererseits aber auch nicht.

„Mutti, eigentlich möchte ich gerne gehen, aber die Angst vor den Schmerzen und dem Erstickungstod läßt mich immer wieder dagegen ankämpfen."

Ich halte Dich ganz fest in meinen Armen und wir weinen.
Du sagst, daß Du es nicht mehr möchtest, daß ich aus Deinem Zimmer gehe, auch wenn jemand anderes bei Dir sei.
„Mutti, ich habe die richtige Entscheidung getroffen, wieder nach Hause zu kommen. Du bist die Einzige, zu der ich wirklich Vertrauen habe, und Du kannst mir auch in jeder Situation helfen. Ich liebe Dich sehr und werde Dich vermissen."

Jetzt ist es raus. Dein Abschiednehmen hat begonnen und ich fühle mich nur noch schlechter.
„Was soll ich ohne Dich anfangen? Wie soll mein Leben aussehen? Ich weiß, daß Du gehen mußt, aber ich kann das nicht verstehen und ich habe Angst davor, Dich nicht mehr berühren, mit Dir nicht mehr reden zu können. All die schönen und weniger schönen Dinge soll ich nun ohne Dich erleben. Dein Verlust wird mein Herz zerbrechen. Vielleicht sollte ich mit Dir gehen. Dann bist Du nicht so alleine und ich muß nicht auf Dich verzichten. Aber dann werde ich Robert, Chrisi und Papa vermissen. Das ist ein Teufelskreis."

„Mutti, Du kannst nicht mit mir gehen, auch wenn ich es mir wünschte. Robert und Christopher brauchen Dich, wie ich Dich brauche. Sie

lieben Dich, wie ich Dich liebe. Paß nur auf, daß sie mich nicht irgendwann vergessen."
Ich rufe Frau T. an. Sie spritzt Dir etwas zur Beruhigung und Du kannst dann ein wenig schlafen.

Mittwoch, 2. Dezember

Die Physiotherapeutin hast Du morgens gar nicht mitbekommen.
Nach dem Schlafen kannst Du ein paar Stampfkartoffeln mit Spinat essen. Es ist das Erste, was Du heute zu Dir nimmst.
Ich konnte in der Nacht wieder nicht schlafen. So rufe ich morgens Heidi an, ob sie nicht zu Hause bleiben könne, da ich sie brauche. Kurze Zeit später ist sie mit Karola bei mir. Du schläfst fest und so können wir uns über Dinge unterhalten, die Du nicht hören sollst.
Ich erzähle, daß ich geträumt habe, Du seiest in der Nacht gegangen und ich hätte nichts für Deine Beerdigung vorbereitet. Das war entsetzlich, denn Du hattest genauste Wünsche geäußert, wie Du Dir die Beerdigung vorstellst. Jetzt, denke ich, ist es an der Zeit, diese Vorbereitungen zu treffen. Wir brauchen einen ganz weißen Sarg, ohne Schnörkel und Extras. Dann muß geklärt werden, ob ich Dich bis zu Deiner Beerdigung zu Hause behalten darf. Wir brauchen auch einen Platz in der Sonne. Du willst nicht im Schatten

oder irgendwo abseits liegen. Inmitten des Geschehens, das ist schon immer Dein Motto gewesen. Heidi und Karola erklären sich sofort bereit, die nötigen Schritte einzuleiten. Es ist sicher sehr schlimm, was ich von ihnen verlange, aber ich liebe Dich und kenne diesbezüglich Deinen Wunsch. Ich sage auch, daß derjenige, welcher die Rede hält, dich noch einmal sehen soll, damit er weiß, über wen und von wem er spricht. Ich bekomme nach einiger Zeit einen Anruf von den beiden, ob ich mir Werner L. als Redner und Peter Sch. als Organist vorstellen könnte. Das kann ich, da ich beide persönlich kenne und Herr L. mir als sehr angenehm in Erinnerung ist. Herr L. fragt dann auch am Telefon, ob er am 3. Dezember kommen könne, da er es heute nicht mehr schaffe. Die Rede würde er dann im Großen und Ganzen fertig haben.

Frau T. kommt am Abend noch einmal und gibt Dir ein Beruhigungsmittel. Du erzählst ihr von Deinem Traum und daß Du große Angst vor dem Sterben habest. Im gleichen Atemzug sagtest Du aber auch, daß es jetzt wohl doch so weit sei. Wir drei sitzen bei Dir im Zimmer und Du meinst, daß Dana und ich heute nicht mehr aus Deinem Zimmer gehen sollen.
Ich bringe Frau T. zur Tür und sie sagt, es könne sein, daß Du heute Nacht einschläfst. Ich weiß es, aber trotzdem bin ich wie vom Donner

gerührt. Ist doch jetzt von einer Fachkraft bestätigt worden, was wir beide fühlen. Mein Herz will zerreißen, die Tränen laufen und ich bin nicht in der Lage, zu Dir zurückzukehren. Ich rufe Heidi an und erzähle, was Frau T. mir eben offenbart hat. Ich sage ihr auch, daß ich sie nur deshalb anrufe, weil meist nicht eintrifft, wovon ich vorher rede. Ich habe eine wahnsinnige Angst.

Ich baue mein Bett auf Deiner Couch, hole das ägyptische Kissen von Papa und lege es vor Deinem Bett auf den Fußboden. Jetzt sitzt Dana auf dem Wasserbett, ich auf der anderen Seite und wir halten Deine Hände. Ab und zu setzt Deine Atmung aus, dann schreckst Du nach einigen Sekunden hoch, schaust, ob wir beide noch da sind, und schläfst wieder ein.

Mir gehen die eigenartigsten Gedanken durch den Kopf.

Dana und ich schließen den Kreis, indem wir auch uns die Hände halten, und weinen lautlos. Am Himmel steht ein Stern. Genau vor Deinem Fenster. Er blinkt in den verschiedensten Farben und ich stelle mir vor, wie ich diesen Stern jeden Abend suchen werde, in der Hoffnung, Dich dann zu finden.

Wenn Du so friedlich schläfst, hoffe ich, daß Dein starkes Herz jetzt einfach aufhört zu schlagen. Im nächsten Augenblick, wenn Deine Aus-

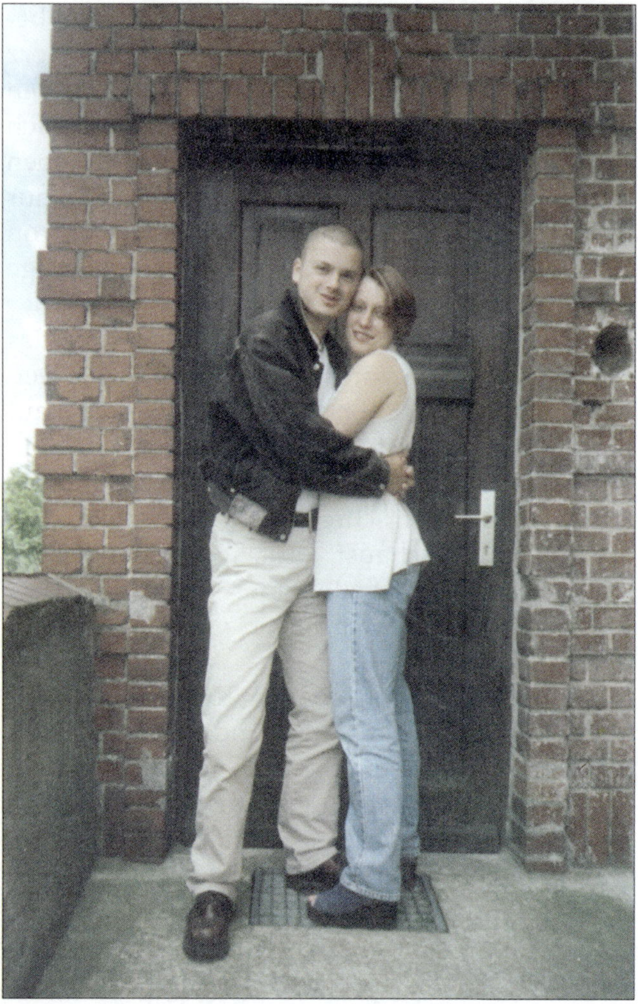

Dana, die letzte große Liebe Martins.
Hier noch in glücklichen Tagen in Garz

setzer wieder da sind, könnte ich Dich aber wieder schütteln, auffordern, endlich Luft zu holen. Wenn Du gehen willst, werde ich Dich loslassen und ich werde alles tun, es Dir zu ermöglichen. Dana sage ich, sie solle sich hinlegen, da sie ja am nächsten Tag arbeiten müsse. Ich werde sie wecken, wenn mir die Augen zufallen sollten. Ich liebe Dich, mein Kind, und ich hoffe, daß Du es leicht hast, zu gehen.

Donnerstag, 3. Dezember

Mein Telefonat mit Heidi hat funktioniert. Du bist nicht gegangen und ich danke Dir für diesen neuen Tag. Die Nacht war qualvoll. Du wolltest nicht einschlafen. An Deinem Geburtstag sei kein Schnee gefallen, das erste Mal in Deinen neunzehn Jahren. Eigentlich könne man das gar nicht als vollwertigen Geburtstag betrachten. Auch wolltest Du wieder Wasser lassen und hattest extreme Probleme damit. Nach gut einer Stunde hatten wir es geschafft. Jetzt ist es früh um 4.00 Uhr, Deine Blase ist leer und Du bist ein wenig eingeschlafen. Ständig schreckst Du hoch, erzählst etwas, das ich nicht verstehen kann, und schläfst wieder ein.

Ich habe Dir um 4.00 Uhr kein Morphium oder Beruhigungsmittel gegeben, weil Du ja Computer spielen willst. Du warst damit einverstanden,

denn wenn ich Dich jetzt zugedröhnt hätte, wärst Du morgen nicht in der Lage zu spielen. Du warst sehr froh darüber.
Durch das Morphium schläfst Du viel und wirst auch gar nicht richtig wach. Deine Augen bekommst Du kaum noch auf, sie werden vom Wasser zugedrückt.

Die Physiotherapeutin tut ihre Arbeit, so gut es geht, weil Du Dich nicht mehr bewegen läßt.
Das Essen fällt heute wieder aus und getrunken hast Du auch sehr wenig. Du kannst kein Wasser mehr lassen. Ich massiere Deine Blase und versuche, sie auszuklopfen. Danach bist Du froh, wieder schlafen zu können.
Dana muß zur Frühschicht, sagt mir aber, daß ich unbedingt anrufen soll, falls etwas passiert. Wir haben uns wieder gut zusammengerauft und ich bin froh, sie an meiner Seite zu haben.

Ich rufe bei den Großeltern in Wismar an, um ihnen mitzuteilen, daß sie jetzt kommen möchten, wenn sie sich von Dir noch persönlich verabschieden wollen.
Für Dich ist nur wichtig, wann Papa mit den Computerspielen nach Hause kommt. Du möchtest so gerne noch ein Spielchen wagen. Wenn dieser blöde Spielzeugladen wüßte, was er Dir damit angetan hat, Papa eine leere Schachtel zu verkaufen!

Deine ganze Hoffnung besteht darin, noch einmal Computer zu spielen. Also rufe ich auch Papa an, daß er sofort kommen möchte, weil es Dir sehr schlecht geht und Du die Spiele unbedingt noch haben möchtest. Papa konnte das gar nicht verstehen, weil es Dir zu Deinem Geburtstag hervorragend ging. Dieser schnelle Verfall war für Papa nicht nachvollziehbar. Für mich allerdings auch nicht, weil ich an Deinem Geburtstag wirklich dachte, daß ich Dich Weihnachten noch haben würde.
Papa verspricht zu kommen, sobald er eine Ablösung hat. Du bist sehr zufrieden, als Du das hörst.

Vormittags gegen 11.00 Uhr kommt Herr Lange. Heidi ist jetzt tagsüber immer bei mir und dafür danke ich ihr unendlich. Du sitzt wieder in der für Dich bequemsten Stellung. Hast den Kopf auf Deine riesige Metastase gelegt und schläfst ein wenig. Herr L. schaut ganz leise von der Tür aus in Dein Zimmer. Für ihn, der diesen Anblick nicht kennt, ist es wohl schrecklich. Aber er soll nachfühlen können, was für ein wundervoller und einzigartiger junger Mann Du bist und mit wieviel Kraft Du alles gemeistert hast.
Wir gehen ins Wohnzimmer zurück. Du hast zwei Klingeln am Bett, so daß ich jede Deiner Bewegungen hören kann. Herr L. macht mich mit dem Inhalt seiner Rede bekannt. Sie ist zwar

sehr schön, für mich aber kaum zu ertragen. Wenn ich diese Worte noch einmal höre, wirst du nicht mehr bei mir sein.

Kurze Zeit später kommen die Großeltern. Wir gehen leise durch Papas Zimmer zu Dir. Du schläfst immer noch, und so können sie in Ruhe Abschied von Dir nehmen. Irgendwie mußt Du die Veränderung in Deinem Zimmer wahrgenommen haben. Du öffnest die Augen und sagst: „Hey". Dabei versuchst Du zu lächeln und die linke Hand zu heben. Großmutti und Großpapa stehen nun am Fußende Deines Bettes und unterhalten sich mit Dir. Dabei machst Du wieder die Bemerkung über den fehlenden Geburtstagsschnee und Großpapa sagt Dir, daß für morgen Schnee angesagt sei. „Das ist gut", sagst Du darauf.
„Oh, schön, dann hole ich Dir gleich morgen früh einen großen Schneeball vom Fensterbrett, damit Du ihn in die Hand nehmen kannst."
„Das ist gut, Mutti".
Großpapa streichelt Deine Hand und verabschiedet sich. Großmutti fragt, ob sie Dir einen Kuß auf die Wange geben darf. Du nickst und hältst ihr Deine vom Wasser aufgequollenen Lippen hin. Draußen muß Großmutti weinen, da sie Dich noch nie auf den Mund küssen durfte. Das war ein Abschied für immer.

Jetzt sind Dana und auch Papa endlich da. Wir setzen Dich in den Rollstuhl und Dana fährt Dich zum Computer. Leider ist mit dem Einlegen der CD nichts getan. Du kannst kaum noch etwas erkennen, weil Dein rechtes Auge total zugequollen ist. Mit dem linken Auge kannst Du nur noch durch Deine schönen langen Wimpern linsen. Du rufst nach Robert, doch er ist noch in der Schule. Dana stellt Dir dann Solitär ein, doch auch das kannst Du nicht mehr erkennen.

Wir sitzen in der Küche und unterhalten uns. Du bist verhältnismäßig gut drauf. Das Sitzen im Rollstuhl ist nicht so anstrengend für Dich und Du klagst auch nicht über Schmerzen oder Luftnot.
Als Frau T. kommt, sagst Du gleich, daß Du heute keine Spritze haben möchtest, weil es Dir wirklich gut gehe.

Wir bringen Dich zu Bett. Dana fährt noch einmal zu ihrem Onkel, da sie dort reden kann.

Du hast wieder das übliche Problem - Deine Blase. Seit früh um vier Uhr hast Du kein Wasser mehr gelassen. Das ist Dir nicht bewußt, weil Du kein Zeitgefühl mehr hast. Ich klingele nach Papa, daß er mir hilft, Dich hinzustellen. Es klappt aber weder im Sitzen noch im Stehen. Du wirst ungeduldig. Deine Blase ist aber nicht voll. Ich

lege Deine Hand auf die Blase und sage Dir immer und immer wieder, daß nichts drin ist. Was sollte auch drin sein. Du hast 100 ml getrunken und die haben sich wieder im Gewebe abgesetzt.
Als Dana Abends da ist, versuchen wir es wieder. Du fängst an zu weinen, weil Du doch endlich einmal pinkeln müßtest. Wir haben es diesmal aber nicht geschafft. Ich frage Dich, ob Du zur Nacht das Morphium haben möchtest, aber Du verneintest. Dana sagt Dir, daß es schon zehn Uhr sei und wir alle zu Bett gehen wollen. Also nimmst Du doch eine Tablette und die „Schöne-Träume-Tropfen“. Die hast Du immer gerne genommen, weil sie Dir wirklich schöne Träume schenkten oder Dich traumlos schlafen ließen. Dana liegt ganz dicht an Dein Bett gekuschelt und schläft. Ich sitze auf der Couch und beobachte Dich. Ich weiß nicht, wie spät es ist, als Du rufst: „Ingi, Mutti!“
„Ja, Liebling, ich bin ja da.“
Ich setze mich wieder unten auf das Kissen, lege mein Kopfkissen neben Deine Beine und halte Deine Hand. Irgendwann höre ich die Uhr von W's. Sie schlägt vier mal. Du schläfst ganz fest, aber Du hast ein ganz eigenartiges Atemgeräusch. Es hörte sich an wie Glucksen. Als wenn Dir das Wasser wirklich bis zum Hals steht. Mir schmerzen sämtliche Knochen und ich lege mich auf die Couch. Kurze Zeit später kommt Papa ins Zimmer

und fragt, ob er Kaffee kochen soll. 'Oh ja!' habe ich gedacht, 'früh um vier Uhr ist bestimmt eine gute Zeit, um den Rest der Nacht zu überbrücken'. In der Küche merke ich dann, daß es schon 6.25 Uhr ist. Da muß ich doch tatsächlich richtig fest eingeschlafen sein. Du saßt immer noch in der selben Position wie in der Nacht. Das Glucksen ist stärker geworden und ich habe Angst, daß Du heute nicht wieder wach wirst.

Es ist Freitag, der 4. Dezember. Ich rufe Frau T. an. Ich weiß nicht, was ich tun soll. Ich möchte nicht, daß die Physiotherapeutin Dich wach macht. Auch dieses Glucksen verursacht mir unendlich viel Angst. Sie schlägt vor, daß ich die Physiotherapie anrufen soll, um den Termin abzusagen. Auch frage ich, was ich denn tun solle, wenn Du jetzt wach würdest und mich mit Deinen braunen Augen ansähest und sagtest: „Mutti, tu doch was, ich will noch nicht sterben". Ich solle mir eine Morphiumampulle aufziehen und sie Dir geben, falls Du wach wirst.
Jetzt rufe ich die Physiotherapie an und höre mich sagen: „Ihre Kollegin braucht nicht mehr zu kommen." Als ich den Hörer aufgelegt habe, bricht es aus mir heraus. Ich habe gesprochen, als wenn Du bereits tot bist. Ich laufe zu Dir. Da Tag und Nacht Licht bei Dir brennt, kann ich Dich jetzt genauer anschauen.

Dein linkes Auge steht ein wenig auf, aber es ist nicht mehr Dein Auge. Es ist gebrochen. Kein Leuchten und kein Glanz ist mehr zu sehen. Erst jetzt sehe ich, daß Deine riesige Metastase, auf der Du immer Deinen Kopf liegen hast, voller Speichel gelaufen ist.
Ich wecke Dana und gebe ihr durch Handzeichen zu verstehen, daß sie ganz leise aufstehen und Dich nicht mehr anfassen soll. Sie sieht mich entsetzt an. Sonst ist sie immer erst zu Dir ins Bett geschlüpft und ihr habt ein wenig gekuschelt. Heute darf sie das nicht mehr. In der Küche fragt sie, was denn los sei, und ich sage ihr, daß Du jetzt einschlafen wirst. Woher ich es wüßte, fragt sie. Ich sähe es an Deinen Augen. Sie haben sonst immer gesprochen, ohne daß Du etwas sagen mußtest.
Ich schicke Dana in Eure Wohnung, um die Sachen zu holen, die Du anziehen willst.
Ich gehe zu Dir ins Zimmer und betrachte Dich. Du hast Dich die ganze Nacht nicht mehr bewegt. Ich habe Angst, daß Du wach wirst und das schmerzvolle Sterben wahr wird. Papa geht raus. Er kann nicht warten, bis sein Kind einschläft. Er meint, das wäre barbarisch.
Ich bleib bei Dir. Wie gerne würde ich Dich in meine Arme nehmen, Dich drücken und Dir sagen, wie sehr ich Dich liebe und wie sehr ich Dich vermissen werde. Aber dieser ruhige Tod darf durch nichts auf der Welt gestört werden.

Ich denke, Du bist im Koma, und ich hoffe, daß Deine Atmung jetzt irgendwann aussetzt, ohne daß Du noch einmal wach wirst.

Dana ist auch wieder da. Sie hat ihren Chef angerufen und sich frei geben lassen. Jetzt sitzen wir beide auf Deiner Couch, halten uns die Hände und zählen die immer größer werdenden Abstände zwischen Deiner Atmung.

Es ist 10.00 Uhr. Dana und ich gehen ins Nebenzimmer, um eine Zigarette zu rauchen. Unsere Nerven liegen blank. Ich rufe Heidi an und bitte sie zu kommen.

Danach sitze ich vor Dir und möchte Dich an den Schultern rütteln: „Komm, Alter, tu nicht weich! Mach Deine Augen auf. Du kannst nicht einfach gehen und mich hier lassen. Das geht doch nicht!" Aber nichts dergleichen passiert. Ich sitze wie versteinert. Ich habe Angst, Luft zu holen, weil es Dich vielleicht aufwecken könnte. Als Papa und Heidi kommen, geht Dana zur Tür. Ich bleibe bei Dir und zähle die Sekunden zwischen Deiner Atmung. 60, 61, 62 ...
Ich renne aus dem Zimmer und schreie: „Oh Gott, mein Kind ist tot! Er holt keine Luft mehr!" Heidi und Dana laufen in Dein Zimmer und kommen völlig verweint wieder raus.

Am 4. Dezember 1998 um 11.15 Uhr hast Du uns verlassen. Du bist einen schweren, harten Weg gegangen und hast immer und immer wieder eine Möglichkeit gesucht, doch noch als Sieger aus dem Kampf gegen den Krebs hervorzugehen. Aber jetzt ist es vorbei. Keine Qualen, keine Schmerzen, keine Luftnot und keine Angstzustände mehr!

Ich halte Dich in meinen Armen und kann es nicht glauben. Ich küsse und drücke Dich und hoffe, daß meine Wärme und mein Herzschlag auf Dich übergehen. Ich will Dich nicht loslassen, ich kann es nicht. Der Schmerz ist unendlich und nicht zu ertragen.

Die nächsten Minuten laufen wie im Trance ab. Ich rufe nach einer Schüssel mit Wasser. Papa putzt Deine Schuhe und Dana legt Deine Sachen zurecht. Waschen, Anziehen und Bettmachen werden in hektischer Eile vorgenommen. Ich will Dich vor dem Eintreten der Leichenstarre fertig haben, damit ich Dir beim Anziehen nicht weh tun muß. Papa, Heidi, Dana und ich sind voll und ganz damit beschäftigt, Dich schön zu machen. Wie im Leben, so auch im Tod.

Du liegst wie ein schlafender Prinz in Deinem weißen Sarg. So entspannt und zufrieden habe ich Dich lange nicht gesehen. Ich stehe neben

Deinem Sarg und streichle Dich. Meine Hände streichen durch Dein weiches lockiges Haar. Meine Lippen küssen Dein weiches Gesicht. Du siehst aus, als würdest Du schlafen. Ich möchte Dir sagen: „Komm, Liebling, mach die Augen wieder auf. Wir werden schon noch einen Weg finden. Gib mir ein bißchen Zeit, aber laß mich nicht allein." Du hast Deinen Frieden gefunden. Ich weiß nicht, ob ich jemals wieder solchen Frieden finden werde. Du hast einen großen Teil von mir mitgenommen und die Leere, die Du hinterläßt, wird nie wieder ausgefüllt werden können.

Wir sitzen in der Küche. Karola holt Christopher von der Schule ab und Heidi Robert. Wie soll ich Deinen Brüdern begreiflich machen, daß Du gegangen bist? Ich kann es doch selber nicht verstehen. Welche Worte des Trostes soll ich ihnen sagen, wo es doch keine Worte für diesen unendlichen Verlust gibt?
Christopher sitzt auf meinem Schoß und weint. Er will es nicht glauben. Wir gehen zusammen zu Dir ins Zimmer.
„Mutti, Martin sieht aus, als würde er schlafen. Vielleicht wird er ja wieder wach. Wir müssen nur ein wenig warten."

Eine Stunde später kommt Robert. Er weint nicht, geht einfach nur in sein Zimmer. Als ich wieder bei Dir bin, höre ich Musik aus Roberts Zimmer. Ich gehe leise zu ihm. Er sitzt mit dem Rücken zur Tür und hat Kopfhörer auf. Mein Robert ist total in sich zusammengefallen und versucht unter Schluchzen das Lied der „Böhsen Onkelz" zu singen. „Die Besten sterben zu jung." Ich tippe ihm vorsichtig auf die Schulter und nun läßt er es zu, daß ich ihn in meine Arme nehme. Schmerz und Verzweiflung über den Verlust seines Bruders haben sich jetzt in seiner Seele breit gemacht. Wie tapfer hat er Dir und mir immer beigestanden. Wir beide konnten uns immer hundertprozentig auf ihn verlassen. Nie hat er seinen Gefühlen freien Lauf gelassen. Dafür bricht die ganze Angst der letzten zwei Jahre aus ihm heraus. „Mutti", sagt er, „ich habe es in der Schule gespürt. Ich wußte, daß Martin gegangen ist, nur wahrhaben wollte ich es nicht."

Ich bitte Frau H., allen im Dorf zu sagen, daß die Beerdigung morgen stattfindet. Du wünschst Dir einen vollen Friedhof - und den sollst Du haben. Viele Freunde, Verwandte und Bekannte kommen im Laufe des Tages, um von Dir Abschied zu nehmen.

Samstag, 5. Dezember

Papa, Dana und ich bleiben alleine zu Hause. Heidi hat die Regie übernommen. Dann wirst Du auf Deinen letzten Weg abgeholt. Wir folgen Dir kurze Zeit später. Der Weg zum Friedhof wird für uns zur Hölle. Unsere Beine wollen nicht.

Jetzt endlich fängt es an zu schneien. Als hättest Du selber noch für den Schnee als Begleiter gesorgt, fallen die schönsten und größten Schneeflocken.
Um halb zwei treffen wir uns in der kleinen Kapelle. Da steht Dein Sarg mit den wunderschönen roten Rosen. Unendlich viele Blumen und Kränze schmücken Deinen Platz. Christopher nimmt meine Hand und sagt: „Mutti, das habe ich für Martin mitgenommen. Ich will es ihm mitgeben, damit er uns nicht vergißt." In seiner kleine Hand hält er ein Foto, auf dem Robert, Christopher, Papa und ich zu sehen sind.

Ich kann die Situation diesmal nicht meistern. Diese bedrückende Stille und der weiße Sarg vor mir sind einfach zu viel. Ich sehe zu Papa, aber er ist schon nach draußen gegangen, weil er es nicht länger ertragen kann. Ich drehe mich zu meiner Mama um und sage: „Was soll ich hier eigentlich? Das ist überhaupt nicht mein Kind. Mama, ich will mein Kind wieder haben. Komm, wir nehmen Martin wieder mit nach Hause.“ Großmutti bringt all ihre Kraft auf, um mich zu beruhigen. Robert und Christopher streicheln meine Hand, und jetzt setzt auch endlich die Musik ein.

Nie wieder will ich so etwas erleben müssen. Ich wünsche mir nichts sehnlicher, als daß nie wieder einer meiner drei Männer vor mir geht

Ich muß Abschied nehmen von meinem geliebten Sohn, meinem besten Freund und Verbündeten. Es krampft mir das Herz, der Verstand will es nicht akzeptieren und doch muß ich ohne Dich weiterleben.

Ich werde Dich immer lieben und vermissen. Vergessen werden wir Dich nie, weil Du für mich ein ganz besonderer Mensch gewesen bist.

NACHWORT

Selten hat mich ein Buch so bewegt und ergriffen...

Frau Müller-Krug hat dieses Tagebuch als Vermächtnis für ihren geliebten Sohn geschrieben, den sie verloren hat durch eine grausame Krankheit; eine Mutter, die bereit ist, alles, aber auch wirklich alles für ihr Kind zu tun und keine Schwierigkeit in der Welt scheut, um das Unabänderliche dennoch zu besiegen.

Auch Ärzte und Schwestern, die nicht zum ersten Mal einen solchen Schicksalsweg begleiten, können sich dem aufwühlenden Erlebnis dieses Buches nicht entziehen.

Diese Frau und Mutter hat es in einzigartiger Weise verstanden, die seelischen Höhen und Tiefen und die Konflikte in ihrem Inneren nicht überhand gewinnen zu lassen, sondern trotz Schmerz und Verzweiflung, trotz bitterer Enttäuschungen über Verhaltensweisen der Umwelt diesen Bericht ausgewogen zu gestalten.

Dennoch werden die Schwächen deutlich, die moderne medizinische Einrichtungen im Umgang mit Menschen haben – aus der Sicht einer Mutter, die um ihr Kind bangt.

Wir haben uns täglich aufs Neue zu bewähren, um unserem Auftrag als Helfende gerecht zu werden.

Nach dem Lesen des Buches erfüllt es mich erneut mit Dankbarkeit, dass wir mit vielen Spenden die Kinderonkologie in Rostock für Kinder und Eltern umgestaltet haben.

Prof. Dr. med. Ingo Richter

Leiter der Abt. Päd. Onkologie u. Hämatologie
Direktor der Universitäts-Kinder- und Jugendklinik Rostock

116 A74

12:20

Perfect Nails

Dagmar Beckers

Hindenburgstr 54a

22297 HH

U-Bhf Alsterdorf

040-511 9398

Nähe Penny Markt

(Parkplatz)

114
C 69

Weitere Bücher zu diesem Thema im SCHEUNEN-VERLAG:

Mirnyj K. Blumberger *„Glatzköppchen stirbt"*
„Es war einmal ein Junge mit Namen Friedel, der hatte eine unheilbare Krankheit..." Friedel liegt in einem guten Krankenhaus: der Arzt dort macht den Betroffenen kein X für ein U vor. Besuche sind Tag und Nacht möglich. Friedel hört „einmal, wie Doktor Paul zu seiner Mutter sagte: Wir bedauern es wirklich sehr, Frau Schenk, aber wir können Ihrem Sohn nicht mehr helfen. Unsere Möglichkeiten sind erschöpft. - Von da an wußte Friedel, daß er bald sterben würde." Darüber denkt der Junge nach. Er lernt im Krankenhaus ein Mädchen kennen, Ulli, die auch den Tod vor Augen hat, auch ein „Glatzköppchen" ist. Ihre Sterbevorbereitungen sind bereits weiter gediehen als Friedels. Denn während er seine Oma eingeladen hat, um mit ihr übers Sterben zu sprechen, liest Ulli ein Buch. „Umwandlung", aus dem sie Aufklärung über ihre Fragen zum Tode schöpft. Kern dieser Aufklärung: Der Schlaf ist vielleicht das einzige auf der Welt, vor dem sich niemand fürchtet. So wiederhole ich ... getrost: Sterben ist Schlafen."
Das Buch räumt zwar mit der Angst vor dem Tode auf, nennt aber keinen Sinn des Geschehens. Deshalb stellt Friedel seiner Großmutter die Frage: Was soll ich nun wirklich glauben? Die Großmutter muß sich zu einer handfesten Antwort durchringen: und daß sie ihr in Form von Kirchenliedversen einfällt, paßt ihr nicht besonders. Mehr als diese Worte zählen übrigens der Großmutter Taten. sie geht nicht mehr nach Hause, sondern bleibt bei Friedel ... So tut der Enkel

in ihrer Gegenwart den Schritt in den Schlaf oder in den Tod oder ins ewige Leben.
Ein Büchlein, das trotz all der Tragik, die es beschreibt, dem Leben zugewandt ist.
Taschenbuch, 72 Seiten, 12,80 DM
ISBN: 3-929370-39-5

Kirsten Steineckert *„...und jeden Morgen weckt mich die Taube“*
Am 24. März 1993 erhält die Autorin eine zweite Leber und damit ein zweites Leben. Darüber schreibt sie eine poetische Reportage, doch ist ihre Poesie von harter Lebensrealität geprägt. Sie wartet ungeduldig, auch zweifelnd auf ihre Lebertransplantation, erlebt bittere Stunden und kämpft mit unbändigem Mut und großer Hilfe ihrer Freunde gegen Resignation. Diese Chronik schwerer Tage liest sich dennoch nicht wie das Tagebuch einer Kranken, sondern eher wie das Bekenntnis einer Frau, die beherzt ihre Probleme und die schwer lastende Todesangst angeht. Auch mit aus den Erfahrungen des Lebens gespeister Heiterkeit. Solch ein Blick schärft das Wissen um die Werte und Schönheiten des Lebens.
Man könnte Kirsten Steineckert eine Lebenskünstlerin nennen, die anderen Mut machen möchte und viel zu sagen hat.
Taschenbuch, 148 Seiten, 14,80 DM
ISBN: 3-929370-76-X

SCHEUNEN-VERLAG
18317 Kückenshagen • Kolonie 4
Tel.: 038223/59308 • Fax: 038223/59309

"85 B 14"

Dr. Werner - der Arzt als Patient. Aber diesmal entsteht daraus nicht die landläufig übliche Witzfigur, sondern der Arzt wird in vollem Wortsinn PATIENS: einer, der leidet - nicht nur an seiner Krankheit sondern erst recht an den Zufügungen der Medizin.
Die großklinische Fließband-Therapie verwandelt den Liebenden zum Hassenden, rächt sich in ihm durch Albträume und läßt ihn sich in seinen Albträumen rächen. Endlich wieder bei Sinnen und denkfähig, muß er denn auch resümieren: "Wir modernen Mediziner befinden uns auf einem fürchterlichen Abweg."
Aber es gibt auch noch den wirklichen Arzt, die wirkliche Ärztin -: Trost und unermeßliche Wohltat, nicht nur für den Patienten Dr. Werner, auch für den Leser dieses Buches.
Taschenbuch, 230 Seiten, 16,80 DM
ISBN: 3-929370-67-0

Inge Müller-Krug, die Autorin dieses Buches,
spendet den Reinerlös aus dem Verkauf
für die Ausstattung von onkologischen Kliniken
in ihrem Bundesland Mecklenburg-Vorpommern.

Wer sich an dieser Spendenaktion beteiligen möchte,
der kann seinen Betrag auf das Konto
Nr. 1765047400
bei der Ostseesparkasse,
BLZ 130 500 00 einzahlen.

In ihrem Ende dieses Jahres erscheinenden
zweiten Buches wird sie auch darüber berichten,
wie mit diesen Spendengeldern geholfen wurde.

SCHEUNEN-VERLAG
18317 Kückenshagen • Kolonie 4
Tel.: 038223/59308 • Fax: 038223/59309
www.scheunen-verlag.de
oder
www.scheunenverlag.de
e-mail: scheunen-verlag@t-online.de